康健雜誌 天下雜誌

蘇志中醫師的

腫瘤地圖

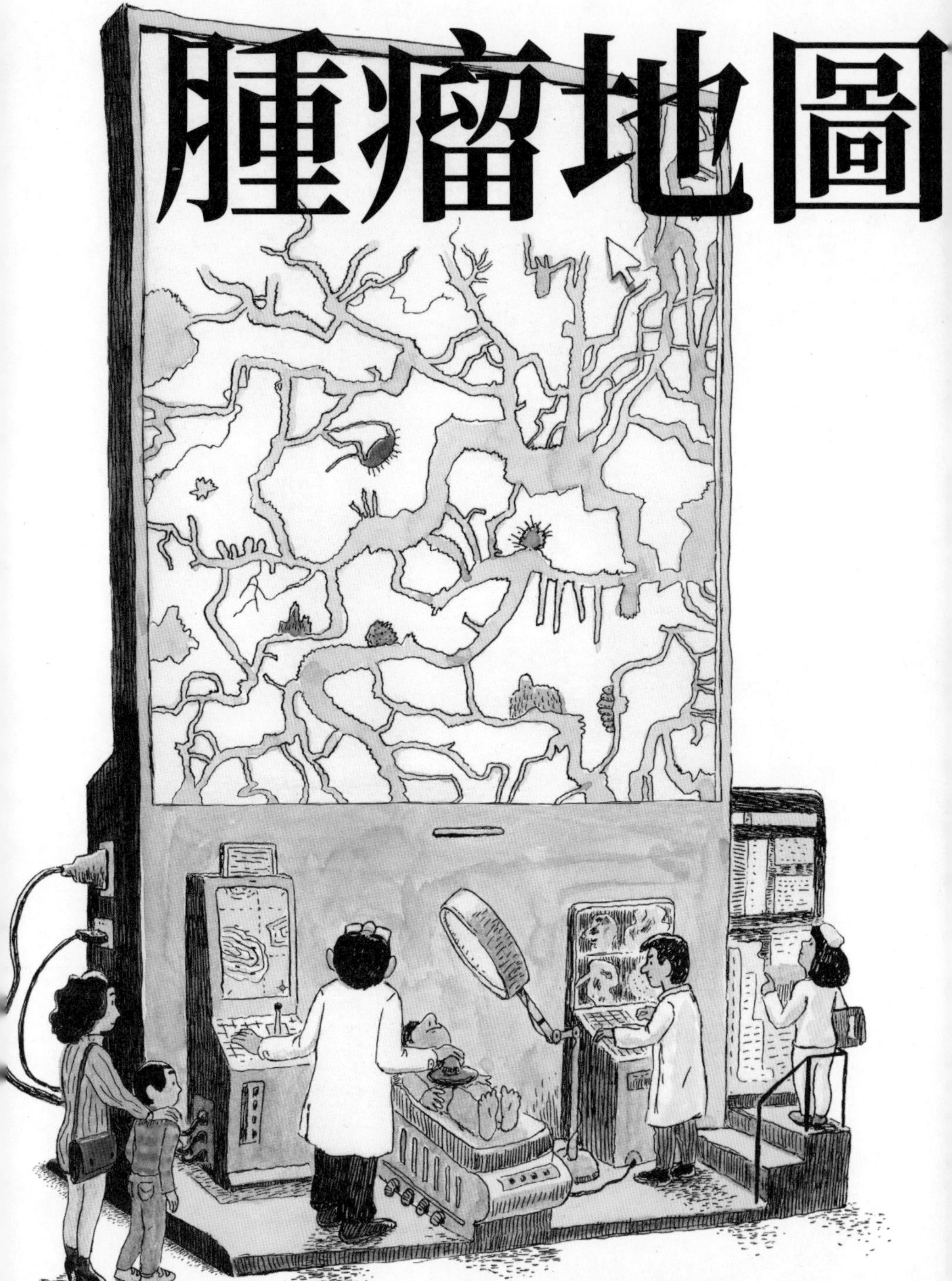

腫瘤專科醫師 蘇志中 著

推薦序

蘇志中醫師治療癌症的祕密

張俊彥／國立成功大學醫學院腫瘤科特聘教授兼副校長

與蘇志中醫師認識至今已三十餘年的時間（身為學長的我從醫學院的學生開始，經歷實習醫師、住院醫師、主治醫師；從腫瘤科主任到成為醫學院院長）。蘇醫師從事癌症治療及研究三十多年，專長為腫瘤之放射線治療、標靶治療、化學、腦部腫瘤光子刀立體定位手術及荷爾蒙治療，先前已出版《從來不放棄——關於癌症，腫瘤科醫師給你的真心建議》，於今蘇醫師即將有第二本著作與讀者見面：《腫瘤地圖》，本人深感榮幸有此機會為學弟寫序。

《腫瘤地圖》的內容集結他這幾十年來醫生、病人之間累積的經驗與心得，正如同他筆下每個真實的人生故事皆帶有醫生對病患治療的省思及祝福。讀者在書裡的每個章節中，可以深刻體會到蘇醫師對身為醫生希望能提供給癌症病人治療上最大的幫助，朝向癌症治療最高境界——「透過精準的掌握治療並提高治癒率，讓病人能夠在治療的情況下也能過正常的生活」。當然讀者也可由書中感受到蘇醫師對於病人知的權利及與醫者對話細膩的心情寫照。

身為學長亦為朋友，深知他對病人關心的態度，一路走來始終如一。透過第二本書，他以淺顯易懂、平易近人的語言來告訴讀者，罹患「癌症」並非世界末日，而是讓我們重新看待自己的身體，給我們好好照顧它的機會，並且重新凝聚家人的感情。

正如書中所說：「癌症治療的祕密是什麼？其實就是如何提高癌

症治癒率的方法。」《腫瘤地圖》是本好書，適合每個人閱讀。節錄書中的一段話作為結語：「期勉醫者用心．不忘初衷，牢記使命，醫病合作，真心交流，一定能協助病人完成治癒最關鍵的那一哩路。」

推薦序

一本很特別的書——《腫瘤地圖》

李三剛／沙鹿童綜合醫院策略長

坊間關於腫瘤的書很多，有談各種癌症的治療原則、介紹新的治療方式、病人面對疾病的副作用之處理方式、如何預防癌症、食物治療保健、甚或另類治療等，但這本書是我第一次看到有人從更高的層次與專業經驗來解析腫瘤，及對抗它時應有的態度。想必一定是資深腫瘤醫療從業人員，才可能有這樣的領悟。

在擔任癌症治療專科醫師已經三十多年的期間，蘇志中醫師過去已經將自己的經驗寫成《從來不放棄：關於癌症，腫瘤科醫師給你的真心建議》一書，讓大家了解癌症絕對不是一種絕症，而是應該與醫生合作充分了解病情，與醫師溝通接受建議，找出最適合的治療方式。這本書出版後受到很大的歡迎，當然許多認識蘇醫師的人、病人與家屬都要求能夠再出書，將更多醫療知識用大家都看得懂的語言內容告訴大家。因此，《腫瘤地圖》與第一本書都不是癌症知識的教科書，也不是一本對抗癌症的飲食書。但讀了它，將幫助你了解更多關於癌症的祕密，建立正確的醫學觀念。

說起蘇醫師，我們已結識很久了，民國七十七年他在台北三軍總醫院腫瘤科擔任總醫師時，其中安排三個月放射診斷科訓練，當時我擔任超音波診斷科主任，所以他也算是我的學生。隔年我軍職退伍到台中榮總放射線部服務，因為這些年我們都在中部執業，所以經常見面。有機會了解蘇醫師對於癌症治療的專精，真的發揮了在三總與美國麻省總醫院所接受的專業訓練，也不負過去業師的期待。

身為放射診斷專科醫師，對於癌症病人的診斷與治療，除了事前的正確診斷與定位外，我也深深體會到蘇醫師主張的腫瘤地圖的重要性。癌症治療的全面性計畫，必須像一張地圖攤在眼前，經過詳細的共同討論才開始啟動治療，當然治療效果的確認與後續的追蹤，也需要影像的協助，共同召開團隊會議討論，這樣才能得到提高癌症治癒率的方法，解開癌症治療的祕密。

前一陣子蘇醫師告訴我第二本書即將完成，請我幫忙代序，看了書之後，覺得這是一本用真心寫出來且令人感動的書。希望藉由這本書的出版，能嘉惠病人及家屬，也提供年輕醫生一個思考的機會，更可增加病人治療時的勇氣。

真的，「癌症不是絕症」，端看你如何面對及看待它。讓我們一起努力。

推薦序

一位腫瘤科醫師的堅持與態度——我所認識的蘇志中醫師

朱宏祥／台田藥品股份有限公司總經理

本書作者蘇志中醫師是我的摯友，我們相識超過三十年，依我多年貼身的觀察，蘇醫師是一位敬天愛人、視病猶親、慈悲為懷的好醫生，平時話不多，像一位思想家，但一開口，始終直指要點、切中核心。

醫生的價值在於選擇最適切的治療工具，延長有品質的壽命。藥廠的價值在於研發對患者最有療效的藥品，提升治療效果。「守護民眾健康」是醫、藥行業的共同使命。在這個使命下，「確保患者治療效果」是醫、藥界共同努力的目標。為了實踐此一目標，醫、藥雙方需各司其職且合作無間。

蘇志中醫師善用實證醫學（Evidence-based medicine, EBM）來選擇最適合患者的治療工具，強調所有的治療決策不只憑經驗，更需要有嚴謹的實證醫學來支持，以強力的證據找出對患者最佳的治療方式，讓治療效果極大化，副作用極小化；同時也要兼顧成本效益，讓有限的資源極大化，破除貴便是好的迷思，以真正嘉惠患者，並支持健保的永續發展。

行醫超過三十年，蘇醫師邏輯清晰、條理分明，說話不疾不徐，總是帶給人信任、溫柔且穩定的力量。他常說莫忘初衷，醫療的本質就是要幫助病患遠離病痛，儘早恢復有品質與尊嚴的生活；而癌症治療的最高境界是儘快讓病人「回到家庭、回到社會，回去過正常的生活」。因此，蘇醫師堅持專研癌症治療的祕密，找出對患者最好的治療，始終如一。

本書藉由一個個動人的生命故事，以及無數個成功的案例，道出癌症治療的祕密。包含：

- 如何全盤考量，為病患量身訂做，找出最適切的治療策略？
- 如何描繪癌症的腫瘤地圖，見樹也見林，提高治癒率？
- 如何傾聽同理患者的身心，兼顧患者的生命道路，幫患者追求療效、尊嚴與圓滿？
- 如何善用家屬的耐心與愛心，讓治療的奇蹟真實發生？

蘇醫師視每個病人像是一本書，因此主張醫生要細心詳覽研讀，用心與心的對話，同理找出最適切的治療方案。

《腫瘤地圖》不只完整闡述蘇醫師的癌症治療理念：如何善用治

療工具，評估患者的身心狀況，貼身為患者打造完善的治療計畫；還有視病猶親的慈悲胸懷，更有令人動容的生命故事。

- 本書推薦給正在接受癌症治療的生命鬥士。奇蹟一直都在，鼓勵所有病患勇敢面對病情，積極治療，永不放棄。
- 本書也推薦給陪伴的家人。如何同理患者的心情，以支持、鼓勵、擁抱希望的積極心態，協助克服所有治療的身體不適與心情低潮。
- 本書也獻給醫藥專業的人士。不論在治療的計畫，治療方式、工具、用藥的選擇等，都要仔細考量患者的身心狀況，做出最好的量身訂做的治療計畫。

生命的可貴在於健康有品質的人生。醫療就像是一種生命科學的藝術，而醫生就是那位揮灑的藝術家。如何把患者、家人、疾病、治療工具……等，精心組合成最美的藝術品，讓它散發生命的光輝與價值，也是每位醫生所追求的崇高理想。

鄭重推薦這本書給一般民眾、病患、家屬、專業醫療人員，期待大家能從書中傳達的「堅持、信任、態度」，按圖索驥找到治療癌症的祕密。

推薦序

救命的製圖人——蘇志中

黃文博／資深品牌專家

回溯人類歷史發展軌跡，會發現地圖 map 這樣東西，影響文明進程，至深且鉅。

哥白尼在天體運行論所描繪的 map，徹底顛覆信之有年的地心說，確認太陽是地球的中心。

哥倫布在大航海時代，憑著信念尋覓馬可波羅筆下的亞洲，雖然他錯把美洲當亞洲，但繪出了第一張美洲地圖。

俄國科學家門德列夫於一八六九年提出新版本的元素週期表，不僅完整列出化學元素圖譜，而且準確推測了四個未知元素的存在。

心理學家榮格剖析人性深處，超越 mind 局限，探索 soul 領域，得出心靈地圖，在人類自我理解的拼圖，拼上最重要的一塊。

哈伯太空望遠鏡拍攝的極深空照片，拼湊出極端原始的局部宇宙地圖，讓天文學家窺見一百三十二億光年前的宇宙樣貌。

Google 兩位創辦人投注巨額資金，建構 Google Maps，首次完整測繪地表模樣，提供便利的地圖導航。

地圖，如此重要，卻又無比艱難，任何一張改變人類命運的地圖，都得經歷難以想像的磨耗與磨難。敢於繪製不同型式地圖的人，除了要具備出眾的專業能耐，還要擁有鑽石般堅硬的意志力。

齊柏林藉由空拍教大家用前所未有的視角觀覽台灣，他的專業能耐拍攝出第一部台灣影像地圖，而他的堅強意志則揭露了藏在美麗中的環保醜態。

終於，又多了一位敢挑戰地圖繪製的勇者——蘇志中醫師。跟哥白尼、門德列夫、榮格一樣，他的治癌專業能耐無需贅言，他同時也有一顆鑽石心，挑戰高難度的整合醫療，不願屈就癌症的低治癒率，選擇跟一道道難題直球對決，以傲人的治療實績繪製出劃時代的腫瘤地圖。

面對棘手的癌症，患者根本陷入惶惑不安的恐慌狀態，還必須面對一連串的非常態情境，如：不對等的醫病關係、不確定的醫療抉擇、不穩定的病期生活、不可知的治療前景……多種非常態情境夾擊之下，如何冀望癌友樂觀正向地面對？就像身處陌生城市的孤獨旅人，地理不明、語言不通、人面不熟，下一步該怎麼走？此時，最能穩定心緒的莫過於一張地圖。正因為，地圖的導引效果給了旅人明確的方向感。坦白說，人類面對困境時，對事情的最終結果往往不敢苛求，求的是在處理過程中有方向可以依循，不致惶恐。

蘇志中醫師的腫瘤地圖，對癌症的治療引導效果當然有目共睹，對癌友與家屬的心理療癒作用更是意義非凡。身為一位用鑽石般意志力繪製地圖的專業人士，他選了一件艱難繁重的工作，他承擔起一項承先啟後的任務，他用這項得之不易的成就回應癌友的期待，同時回報恩師的栽培。

或許正如榮格所言：「心理治療的主要目的，並不是使病人進入一種不可能的幸福狀態，而是幫助他們樹立一種面對苦難，哲學式的耐心和堅定。」蘇醫師的腫瘤地圖，當然也不可能讓癌友只要按圖索驥，即能治癒回歸，而是幫助癌友找出正確方向，昂然面對病魔。

身為醫界製圖人的蘇志中，用這本書呼應了五百多年前航海界製圖人哥倫布說的：「除非你有勇氣去看不到岸的彼端，否則你永遠無法跨越海洋。」每一位閱讀《腫瘤地圖》這本書的讀者，無論身分是癌友、家屬或醫護，無論動機是求解、求教或求知，在繪製導引地圖的浩大工程中，都是伴同蘇志中醫師跨越未知海洋的勇者。

導讀
從「管理」的觀點看《腫瘤地圖》

張國雄／東海大學國際經營與貿易系教授、管理學院EMBA主任

近年來得腫瘤的人數日益增多，儘管醫學發達，癌症已經是可預防及治療，但因為醫病關係存在資訊不對稱的情況下，許多病患及家屬對癌症治療缺乏知識與了解，於是造成患者及家屬的過度恐慌與害怕，導致人們談癌色變。而蘇志中醫師的《腫瘤地圖》一書，無疑是癌症治療過程中的一盞明燈，可以為患者及家屬提供充分的癌症治療資訊，降低資訊不對稱，讓患者及家屬知曉正確的癌症治療方式，使患者早日獲得健康。

我是學管理的，不是醫學專業，但在看完蘇醫師的《腫瘤地圖》

後，發現整本書是依據「管理」的觀點，用非常白話、生動的文字，讓讀者了解病患及家屬應如何「管理」癌症的治療。管理強調效能（Effectiveness）與效率（Efficiency）。效能簡單說就是「做對的事情（Doing the right thing）」，也就是選擇正確的癌症治療計畫與方法，來提高癌症治療成功機率；而效率就是「把事情做好（Doing the thing right）」，就是以最少的人力、時間及金錢投入，得到最好的癌症治療結果。

「資訊不對稱」的醫病關係

在癌症治療的過程中，主治醫師是專業人員，擁有最多的癌症治療知識與資訊，然而病患及家屬可能不是醫學專業，根本無法充分了解癌症治療的知識與資訊，因此醫病關係存在資訊不對稱，容易造成事後的「道德危害（Moral Hazard）」。雖然病人有知道的權力，然而許多醫生在向病患解釋病情及治療方式時，可能解說太過專業，病患及家屬可能不見得明白，如果上網找資料，又可能有許多似是而非的資訊。

以大腸直腸癌為例，依據蘇醫師在書中的建議，患者及家屬可以先了解目前狀況，然後依序進行全腸道檢查、了解腫瘤位置、淋巴腺是否影響、臨床第幾期及身體狀況等，然後與主治醫師共同制定「癌症治療計畫」，如此可以降低醫病關係的資訊不對稱。

癌症治療的「目標管理」

目標管理（Management by Objectives, MBO）是一九五四年管理學者彼得．杜拉克（Peter Drucker）在其著作《彼得．杜拉克的管理聖經（The Practice of Management）》所提倡之管理方法。目標管理的第一步是設立初步目標，也就是建立明確目標，以確保每分力氣都不是做白工；第二是行動規劃，排定優先順序，精準掌握時程。

蘇醫師治療癌症的目標管理程序中，為了達到提高癌症治療成功機率的目標，要先正確診斷出癌症的類型與位置，沒有灰色地帶。蘇醫師的書中提到「腫瘤地圖」的概念，就是要提醒讀者不能只看局部的腫瘤，而是要全面觀看腫瘤。例如，以直腸癌為例，不要只看病患的直腸癌，而是要攤開腫瘤地圖，病患可能同時有乙狀結腸癌，因此要全面治療，而不是局部治療。

其次，制定癌症治療的「**計畫**」，在癌症治療的計畫程序，我們一般都知道可以使用核磁造影、正子全身掃描、及體腔內各類內視鏡的檢查，及早診斷腫瘤的位置、範圍及轉移，再加上化學治療、荷爾蒙治療、標靶治療或免疫治療。本書提出重要的提醒，在進行癌症治療之前，病患可能要先檢查牙齒、或是否有B或C型肝炎，原因是如果病患在治療過程中拔牙，或是有B或C型肝炎，都會影響治療的成效。

癌症治療的「控制」

計畫、組織、領導與控制，是管理的四大功能，其中控制是一種檢查和監督工作，判斷及矯正計畫的偏離度，以確保計畫能達成。本書強調癌症治療一定要檢查和監督，例如大腸癌放射線治療五個星期後，年長者可以口服化療藥，年紀輕者可以靜脈注射化療，還必須檢查是否有改善。另外，標靶藥物使用十二到十五個月後會有抗藥性，因此治療一段時間後，若沒有改善，就可能要考慮換藥。

一般而言，癌症治療失敗的原因有：局部復發、淋巴腺復發、腫瘤遠端轉移，比例各占三分之一。我們經常聽到許多人說，某人癌症致命是因為腫瘤轉移，也就是遠端轉移。但蘇醫師強調這是錯誤的觀念，局部復發才是「因」，腫瘤遠端轉移是「果」。因為腫瘤遠端轉移是癌細胞從血管散播，而肝臟、肺臟、骨骼是血流極為豐富的器官，因此癌細胞往往是著床在肝臟、肺臟、骨骼處，而造成遠端轉移。因此癌症致命的主因是局部復發，而不是遠端轉移。所以蘇醫師建議一定要除惡務盡，即便只剩下5%，去除癌細胞也一定要徹底，不可放走一兵一卒。

癌症治療的「權變觀點」

管理學的權變觀點（contingency perspective），是說每一個組織的形態皆不相同，面對不同的情境，需要有不同的管理方式。蘇醫師也強調癌症治療方式要因人而異，無論是化學治療、荷爾蒙治療、標靶治療或免疫療法，都需要為個人量身訂製，依據年齡、身體狀況、癌症範圍及期別，提供個體化的治療方案。

癌症治療與「人群關係」

管理學中有一個著名的霍桑研究（Hawthorne Works Studies），主要是說：有時主管的關懷、支持與良好互動，讓員工感受到被特別關注，更能提高生產力。在本書中，可以看到許多蘇醫師關懷病患與病患良好互動的個案，這也提高了癌症的治癒機率。像是某一病患受到蘇醫師關懷，癌症治癒成功後，送粽子給蘇醫師；有位美髮造型師擔心化療影響外觀與事業，蘇醫師建議不用化療改用放射治療，讓這位美髮造型師仍然可以快樂工作，露出燦爛笑容；一位即將結婚但患有子宮內膜癌的病患，蘇醫師建議先結婚、生小孩，然後再治癒癌症，現在已有可愛的寶寶，可以安心做治療；還曾經有位病患在臨終前，把兒子叫到跟前，說分財產時要記得多分一份給蘇醫師。醫者，人之心。醫生愈能關懷病患與病患有良好互動，愈能提高癌症的治癒機率。

最後，關於癌症的治癒率，全球的平均值約60％，而蘇醫師的病患治癒率約80％。讀者或許想知道這80％與60％之間的差異是從何而來，蘇醫師的《腫瘤地圖》提供了充分的解答並給予啟發。

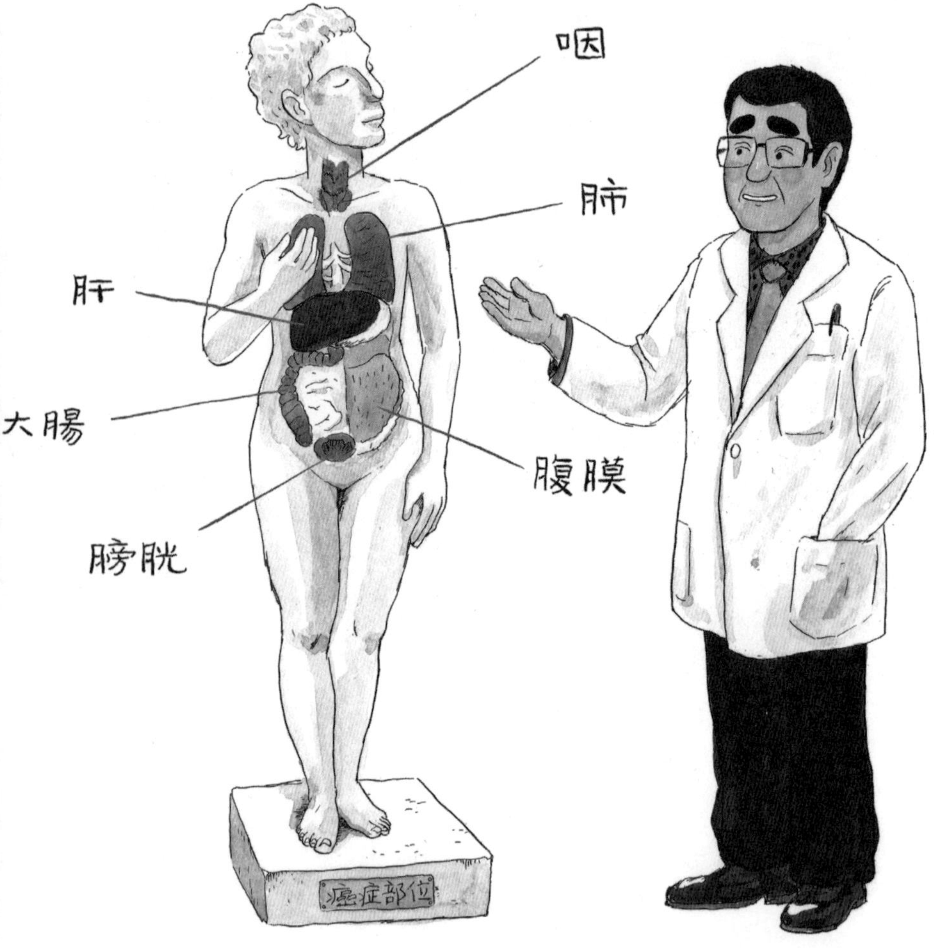
咽
肺
肝
大腸
腹膜
膀胱
癌症部位

作者序

從事癌症治療的堅持、信念與態度

一九九〇年，我在台北三軍總醫院的腫瘤科當完三年的住院總醫師，剛升上第一年的主治醫師，非常幸運的，我申請到美國哈佛大學的附設醫院——麻省總醫院（Massachusetts General Hospital, MGH）去當一年的臨床研究員，在那一年裡我跟著我的恩師 Dr. CC Wang 學習。我的老師當年是美國腫瘤醫學界的巨擘，他的病人來自全美與世界各地，病人們總是不辭辛勞地飄洋過海來尋求他的醫治。是緣分吧？我的老師跟我如此契合投緣！他看診時，我總跟在他的身旁，他診視病人時，也總不忘喊，「Dr. Su，你來看一眼……」然後，告訴我治療的原則與方法。老師不看診的時候，我利用時間在病歷室裡翻看一份又一份完整的病歷與紀錄，做筆記、細細整理。我認真的態度感動了他，我努力學習，恩師亦不惜傾囊相授。麻省總醫院是一個很完整的綜合醫院，光是在放射治療科之下，又細分了八個不同的醫療團隊，比如說頭頸部團隊、泌尿道團隊、消化系統團隊……等等，對於我個人的腫瘤科專科醫師的職涯訓練，既充分又紮實。歷經完整的一年之後，我的恩師開宴餞別，席間他跟我說，「Dr. Su，你跟著我學習已經整整一年了，我把我懂的、我會的，都教給你了，你應該回國，去服務你國家的病人，這是你當腫瘤科醫師的使命！」

自美返台後，我回到三總。又隔了兩年，榮幸地邀得我的恩師 Dr. CC Wang 來台灣當客座教授。老師帶來很多他的手稿，記錄著他對癌症治療的分析與看法，客座完返美前，他把所有帶來的資料都留給我，並且指著我對台下一直對他發問的醫生們說，「我在台灣的時間有限，你們若還有不清楚的，就問 Dr. Su 吧！」這些手稿資料，我至今珍藏。臨行辭別，我陪老師吃飯，他半開玩笑地對我說，「Su，有一天我若離開了，我會把我的腦袋取出磨成粉，裝成膠囊，然後送你兩顆……」，我感動語塞，只得微笑回應。就這樣他看著我，我看著他，眼神交會中，我心中的深深感謝已從他慈愛睿智的眼眸裡得到了回應。

之後，我因緣際會來到台中，三十多年來，我謹記恩師的提點與教導，兢兢業業地在腫瘤治療的路上陪伴病人度過難關。哈佛教給我什麼？我把在哈佛的所見、所學，恩師教導我的，再加上這三十多年來我自己體會到、領悟到的，融會貫通地一一運用在病人身上，果然從中得到很好的驗證。頂尖一流的治療從不做狹隘的商業考量，而是更寬、更廣，站得更高、看得更遠；病人的治療效果愈來愈好，疾病的治癒率也愈來愈高。恩師給我的教導，是癌症醫療知識的傳遞，是醫療故事的開始，也是醫療成果的累積。

命運惟所遇，行醫這麼多年，我常常覺得醫病關係就是一種緣分；緣分，是醫生與病人之間無形的連結。作為醫生，我常常思考，病人需要什麼？我們該幫病人注意些什麼？看病問診，望聞問切，是真心、是陪伴、也是承諾，是醫生跟病人之間心與心的交流；給病人安定，解決病人對疾病治療未知的恐懼，提供一種意想不到的治療結果。作為癌症病人的守護者，我期許自己能持續將癌症治療優化，提升醫療價值，不忘初心，牢記使命！

Dr. CC Wang（王就真 醫學博士，1922～2005）

曾任

麻省總醫院 MGH腫瘤治療中心放射治療科主任

哈佛醫學院 HMS癌症醫學中心教授

（下文摘錄、翻譯自《哈佛大學公報（The Harvard Gazette）》https://news.harvard.edu/gazette/story/2007/03/cc-wang/）

CC王教授有一個特徵，他總是自然、不造作地關心著他的病人。他的很多行動都是為了提升對病人照顧的品質，替每一位病患著想，非常用心，也非常努力。他在MGH麻省總醫院服務期間（1995～2001），維持了非凡的臨床醫療成就，治療了超過兩萬名的腫瘤病患，讓大部分的病患從腫瘤中痊癒並且不再復發。自然而然，王教授有一大群的粉絲跟追隨者。

他還有一項重要的職業成就，身為腫瘤科的醫學教授，他教導很多的醫學院學生、住院醫師還有臨床研究員。他對於放射腫瘤醫學以及醫療技術的教學，有效、非凡！他告訴年輕的醫生，要具備3A——Ability（能力）、Avalability（效力）、Affability（親和力）。他常用中國諺語做相關比喻來告訴學生如何解決腫瘤治療問題，比如「僅有一隻眼睛的狗可以是盲人之王」、「如果你看不到球，如何能擊出全壘打？」；放射治療照射只需針對腫瘤的特定部位，「不必為了殺死蚊子而燒毀屋子」。

（蘇志中醫師補充說明：王教授對自己的醫術相當自信，他常說頭頸部腫瘤的患者，不必為了治療小範圍的腫瘤而把自己的頭頸部完全放入治療機器中，照射部位務必要做到精準確實。中國話通俗有趣：「別瞎了你的狗眼！」口語聽起來雖然小有失禮，但傳神到位。）

CC王教授的組織能力特別好，他的病歷紀錄、圖表、筆記總是很快整理好並在病歷室裡迅速建檔。作為臨床醫師的第一把交椅，他的作風是快速地幫所有病人建立電腦數據，治療結果的分析及出版品更是登峰造極。不管從哪一方面，王教授對他教導過的住院醫師及臨床研究員來說就是「英雄」。

目錄

第 1 章

腫瘤行為 vs. 腫瘤地圖

現代罹癌的人愈來愈多，癌症時鐘不斷快轉，如何防癌、如何抗癌，已是現代人切身的重要課題。

腫瘤細胞有沒有特定的行為？

腫瘤的路徑有沒有依循的方向？

腫瘤地圖能不能被完整勾勒？

腫瘤行為與腫瘤地圖何等重要，對癌症患者來說，這是腫瘤治療的關鍵要素，也是鮮為人知的祕密！

在台灣，女性抽菸者不多，下廚比例也相對減少，為何肺腺癌的比例卻一再增加？

癌症形成的原因，其實與「基因」跟「微環境」兩大因素息息相關。基因是先天性存在的，可能是家族病史或者是遺傳；而所謂微環境，指的是一個人的生活與飲食習慣。

由於現代人的生活飲食習慣改變，細胞形成異變、人體對基因受損的修復力下降，對於致癌物的代謝處理及抵抗能力變差，造成國人死於癌症的比例年年上升。女性癌症的前三大排名，就包含了肺癌、乳癌以及大腸癌；男性癌症的前三大排名，則為大腸癌、肝癌與肺癌。

農曆年前，阿義來到我的診間。他四十多歲，正值壯年，有著黝黑的皮膚、精壯結實的臂膀。看到他微僵的嘴角，第一時間我判斷應該是口腔癌術後的患者。

阿義說約莫三、四個月前，在另一間醫院才做完口腔癌的手術，結果前陣子檢查發現又得了食道癌。

「我怎麼這麼倒楣！」他說。

我想起另一位女性患者子晴，當她轉診來到我服務的醫院，已經確診為第三期的子宮內膜癌。眼前的她才三十歲出頭，單身。四年前因為經期紊亂又腹痛，求診婦產科。檢查後發現右邊卵巢有個腫瘤，開刀切除。不到一年，左邊又長了一個腫瘤，再次動刀切除。而現在又發現出現在子宮。

「為什麼是我？而且一再是我！」

患者們困惑著，他們不了解，強裝堅強告訴自己說是自己倒楣。但他們卻不知道，腫瘤可能很早就存在了，只是當初沒有被診斷出來。

我看著他們，這個可能是家裡經濟支柱的男人、又或者是正要開啟美麗人生的女子，心底暗暗感嘆著。

臨床上很多這樣的例子。腫瘤不是一個急症，很多人——包括患者甚至醫生——在腫瘤生成前、或是第一個腫瘤發現後，並沒有那麼在意。而後來再出現的腫瘤，其實是當初早就存在、卻沒有被發現的。

在這場醫療上，患者們可能缺了一張被完整勾勒的癌症地圖，以及預測癌症行為與路徑的治療計畫。

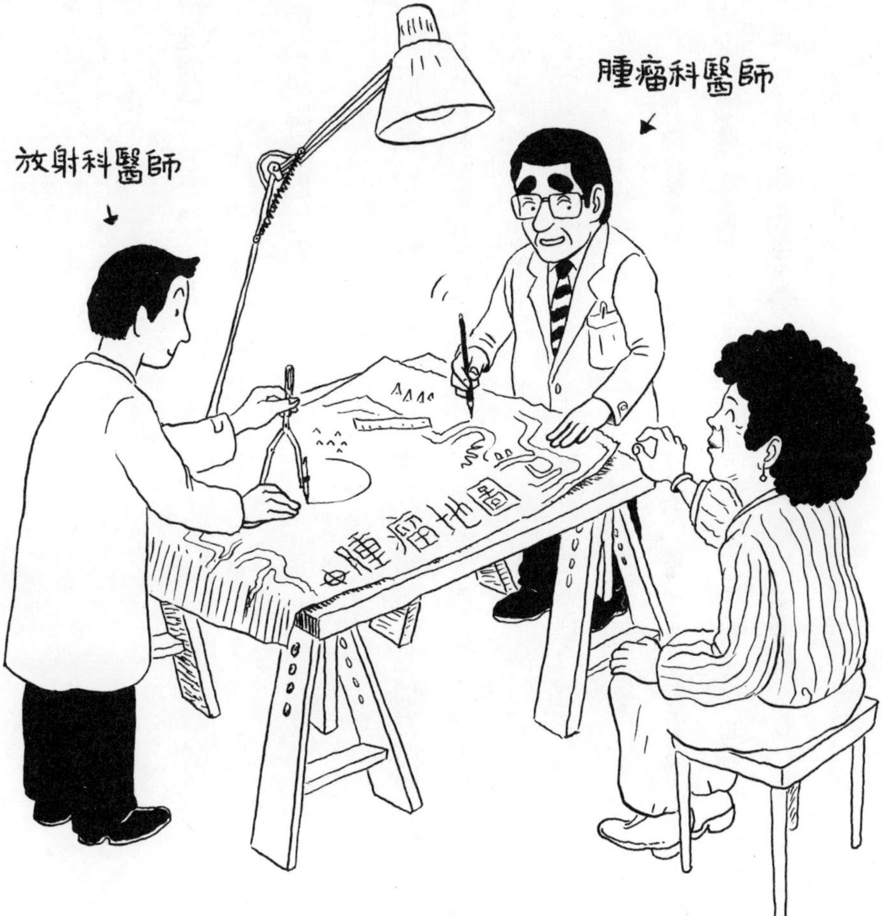
腫瘤科醫師
放射科醫師
腫瘤地圖

【理論】

微環境與腫瘤行為

在我的病人之中經常看到，許多基層的勞工朋友因應工作需求，又沒注意維持良好的飲食習慣，經常抽煙、喝酒及吃檳榔，於是口腔癌、食道癌之類的咽喉病例變很多。

很多人不知道，一旦得了口腔癌，接著得食道癌的機率就有四分之一左右。

不健康的飲食生活造成不適切的微環境，這些致癌因子通過口鼻，進入食道氣管、再進入體內。

而人體的咽部，分成了口咽、鼻咽以及下咽，每一種腫瘤生長的行為有所差異，但因暴露在相同環境下的這些致癌因子，今天造成了口腔癌，明天有可能造成食道癌，然後繼續蔓延。

有一個病人從別的醫院轉診來找我，一開始是扁桃腺癌，症狀是喉痛及吞嚥困難，做了檢查，發現他並非只有一個癌症，而是兩個。除了原本的扁桃腺癌之外，還有食道癌。

而上述那位子宮內膜癌的病患子晴，後來發現她依序切除的左、右卵巢與子宮的腫瘤，這三個地方的細胞形態是一模一樣的，表示她很可能一開始的問題就出現在子宮，但是卻被忽略了！

這些都是由於不同部位的細胞暴露在相同環境下所造成的癌病例子。所以不同的腫瘤會有不同的行為。

為何我一直堅持，癌症的治療需要有一個全面性的計畫？它必須像一張地圖攤開在眼前、清清楚楚！

如果我們不清楚這張地圖，不知道腫瘤的行為，頭痛醫頭、腳痛醫腳，比如口腔癌只治療了口腔部分而沒有去檢查相關部位，這是錯的！

再比如說，我們都知道癌症中的有名殺手——大腸癌。大腸有好幾公尺，病患因為上廁所出血，找了大腸直腸科醫師。若醫生判定可能是直腸癌、或者是比較後端的腸道原因造成的，只給患者做了腸道後端部分的治療，過不了多久，很可能又會在腸道的另一端出現腫瘤。

如果不知道腫瘤的行為，沒有為病人做徹底的檢查，不論現行做了什麼樣的治療，都有可能會在未來出現別的腫瘤，這種現象在臨床上很常見。

一直以來，我總是要求我的團隊要謹慎處理。舉例來說，一旦是直腸癌或者是乙狀結腸癌，就一定要做一個很完整的內視鏡檢查。因為在腸道深處很可能另外藏著一個腫瘤，但是卻沒有被指認出來。

當然，在腫瘤形成時候，臨床上大腸鏡檢查可能會因患部腫脹而造成大腸鏡無法通過的狀況，如果也沒同時做到正子斷層照影，腫瘤地圖就會很難拼湊完整。在此，慎重建議病患，至少在手術後半年內，要重新做全面性的檢查，確認其他地方沒有腫瘤發生，確實為健康把關。

【決策】

影像與病史結合

一般來說，當一個人生病了，他會先依症狀，找到專科醫師。患者做了影像檢查，如果有需要，會被建議轉診到腫瘤科。但現在很多癌症醫療的問題在於——做治療的臨床醫師跟做診斷的放射科醫師是分開行事的。放射科醫師只能依照病人的影像去做判斷及做報告，放射科醫師並沒有接觸到病人。若非經驗豐富或足具學養的醫生，有時難以判斷這異變細胞的來由，造成寫出來的報告經常模稜兩可；於是，當腫瘤科醫師拿到報告的時候，無法清楚準確地判斷是否確實為腫瘤。

我認為放射科醫師必須與腫瘤科醫師一起合作，共同檢討確認病人的狀況。因為腫瘤科醫師能掌握病人的病史，而放射科醫師了解醫學影像，兩科醫師共同討論之後，判斷的準確性會提高很多。在啟動治療的時候，也可減少「地圖上的失誤（Geographic miss）」，進而提高成功率。多年來，我一直都是這麼做的。也就是說，我的病人都是被確實診斷的。

臨床上啟動治療的時候，一定需要這張「腫瘤地圖」。

當有了這張地圖，腫瘤科醫師就可以為病人安排下一步如何做治療。在治療期間確認影像的同時，放射科醫師也可以清楚告訴腫瘤科醫師，這樣的處置是否有效。

只要將這張地圖勾勒得清楚，不管病人還出現什麼樣的問題，想方設法幫他把最後的難症除去，病人就會痊癒，整個癌症的治癒率也就會提高。

目前癌症治癒率在世界的標準是接近60％，只要依照正確的病史，做出正確的診斷與治療，至少就應該要達到世界的標準。

而我的病人治癒率是80％，這20％的差異因何而來？在於我知道癌症治療的祕密！

身為一個醫生，我總是臨淵履薄、謹慎誠懇地為病人規劃，因為治療工具握在我們手上，醫生有很多機會可以讓病人得到更好的結果。

能夠掌握腫瘤地圖以及腫瘤的行為，就可以讓很多患者在第一時間得到最好的醫療規劃以及治療。

不要讓病人付出太多的代價、金錢或時間，並且讓他們少受一點苦楚。我總是強調要讓病人「**快樂多一點、痛苦少一點**」，療程結束，讓他幾乎忘記自己曾經罹癌，這是癌症治療的最高境界。

在醫療的路途上，我很珍視與病人共同展開的這一段生命旅程！

第 2 章

治療節奏 vs. 醫學邏輯

癌症治療就像一篇篇的生命樂章，每位病人只有一次機會，最重要的是掌握節奏與邏輯，包含正確的診斷、有根據且量身打造的治療計劃。

治療效果何時評估？

治療計畫需不需要更改？如果需要更改，原因是什麼？

治療的停頓點在哪裡？何時應該停止治療？

以上這些思維對提升癌症治癒率非常重要！

翻轉命運的第一張牌——正確診斷的重要性

護理人員朗聲喊著下一位病患，我聽見是例行複診吳媽媽的名字。一抬頭，就看見門外不遠處，緩慢地對著診間行90度鞠躬禮的老太太，身旁的女兒輕扶著媽媽的手肘亦對著我頷首微笑致意。

第一次見吳媽媽，我幾乎要看不清她的面貌，當時她六十四歲，虛弱的她不時掩面嘔吐，身旁的女兒手足無措、緊抿著嘴唇焦心地等待我的診療處置。

經過問診，原來吳媽媽本是肋膜腔有一些積水，肚子一直不太舒服，就近在台中某醫療院所做檢查。醫院為她做了肋膜腔積水抽檢化驗，發現有惡性腫瘤細胞，於是就下了末期肺癌的診斷，肺癌合併肋膜腔轉移，已是第四期。

醫院開了標靶藥物讓她服用，但吳媽媽吃著吃著、就愈來愈吃不下東西，食物一下肚，就非常疼痛、嘔吐不止。直至當日我見到她的時候，吳媽媽身體已經到了無法承受的極限狀況，因為腸子全都已經塞住了。看她的狀況我判定就是腹膜轉移，而且非常嚴重。

影像顯示，她肋膜腔裡只有水，肺裡並沒有看到什麼腫瘤。但前醫院處置的方式，是將水抽出來就下了診斷。肋膜裡面有水，是肺癌第四期沒有錯，用抽水來做細胞學診斷，只證實是轉移性腺癌，但全身會長腺癌的位置甚多。**不同的腫瘤細胞會有不同的腫瘤行為，我的臨床經驗告訴我這不是肺癌**——我清楚地知道一件事情，肺癌造成腹腔轉移的機會，像這麼嚴重的太少見了。

為吳媽媽檢測了腫瘤指數，果真CA-125（卵巢癌指數）異常，正常資料必須小於三十，但她高達十幾萬，這一般來講，如果不是從卵巢來的，就是從子宮內膜那邊來的，雖然單純的腹膜轉移，指數也會升高，但很少這麼高。當時情況非常危急，我知道再不決定處置方式，她瘦弱的身體一定會撐不過的。

我告訴她的女兒，「情況這麼嚴重，要不是肚子來的，就是婦科來的。時間緊迫，我們照婦科的腫瘤方式來治療。來不及做切片了，你願不願意試一下？就看你信不信得過我……」我決心為她放手一搏！

她的女兒淚流滿面、閉著眼睛猛點頭說好，立即簽了字。

於是我就照著卵巢及子宮內膜的癌症治療方式，為吳媽媽施打化療。過了幾天，她的狀況愈來愈好，逐漸能開始進食，嘔吐狀況也改善很多。接著我讓她做了腹腔鏡檢查，進去夾了一點東西出來化驗。果不其然！就是婦科癌症的轉移，跟我的判斷一模一樣。又隔了一個星期，奇蹟似地吳媽媽身體調理恢復，接著就出院了。

出院前，我幫她向健保局重新申請了重大傷病卡，並更改診斷。前醫院發給她的重大傷病卡寫的是肺癌，我把它改成子宮內膜癌加上腹腔轉移，這個才是正確的。重新申請重大傷病卡必須要經過審查委員審核，我將資料給審查委員，審委諸公們也同意之前申請的項目錯誤。

有了這張重大傷病卡之後，吳媽媽就醫方面就方便許多，因為兩個不同的癌症，健保提供的治療方式與藥物是不同的。

吳媽媽出院到現在一直在門診做追蹤，繼續施打化療，情況好好的，前幾個月已完成治療。

從此吳媽媽跟她的女兒就當成遇見救命恩人一般對待我。每每見她行大禮，我都請她不要這麼做。「你知道嗎？如果當時沒有找你的話，我應該就走了……」她充滿感謝地說。

在醫療臨床上，有時會看到錯誤的診斷及治療。**尤其關於腫瘤，必須要有正確的診斷，是就是，不是就不是，沒有灰色地帶，也沒有中間模糊地帶。**

我覺得腫瘤科的醫生，就像是在**懸崖上的放牧者**。保護自己羊群的安全，同時也經常遠眺著其他羊群被帶領遊走。一步是萬丈深淵，而回頭另一邊是碧草晴空。在那裡，我經常為即將墜入深谷的羊兒們奮力與命運拉扯，幸而一直以來遵循的邏輯與經驗，總能告訴我正確的方向帶領他們回家。

每每看著他們的背影，我真心希望，請在一開始登山的時候，就指引他們一條正確的路徑，萬一不小心走到了懸崖邊上，也請為羊兒們找到安全的方式讓他們得以繼續生活。

完整的治療計畫，消除恐懼與不安

在我門診所有的病歷及資料、紀錄都是非常完整的。關於患者的病情、治療時程，還有為他們所擬定的治療計畫都會有詳盡紀錄與說明。我會告訴患者，這次為什麼要做電療，如果加上化療又是為了什麼？這次的惡性腫瘤，發生在哪裡？告訴他，什麼時候為他安排電腦斷層或其他檢查，以評估是否有效？依據醫學影像，腫瘤是否已經消失？

當第一時間被告知得了惡性腫瘤時，對每個人來說都是相當大的衝擊。病人拿到病理報告，裡面記載了陌生的醫療詞彙到底在寫什麼，想必應該都會驚恐莫名。

有病人得了乙狀結腸癌，外科醫師幫他做了部位切除，但這位病人可

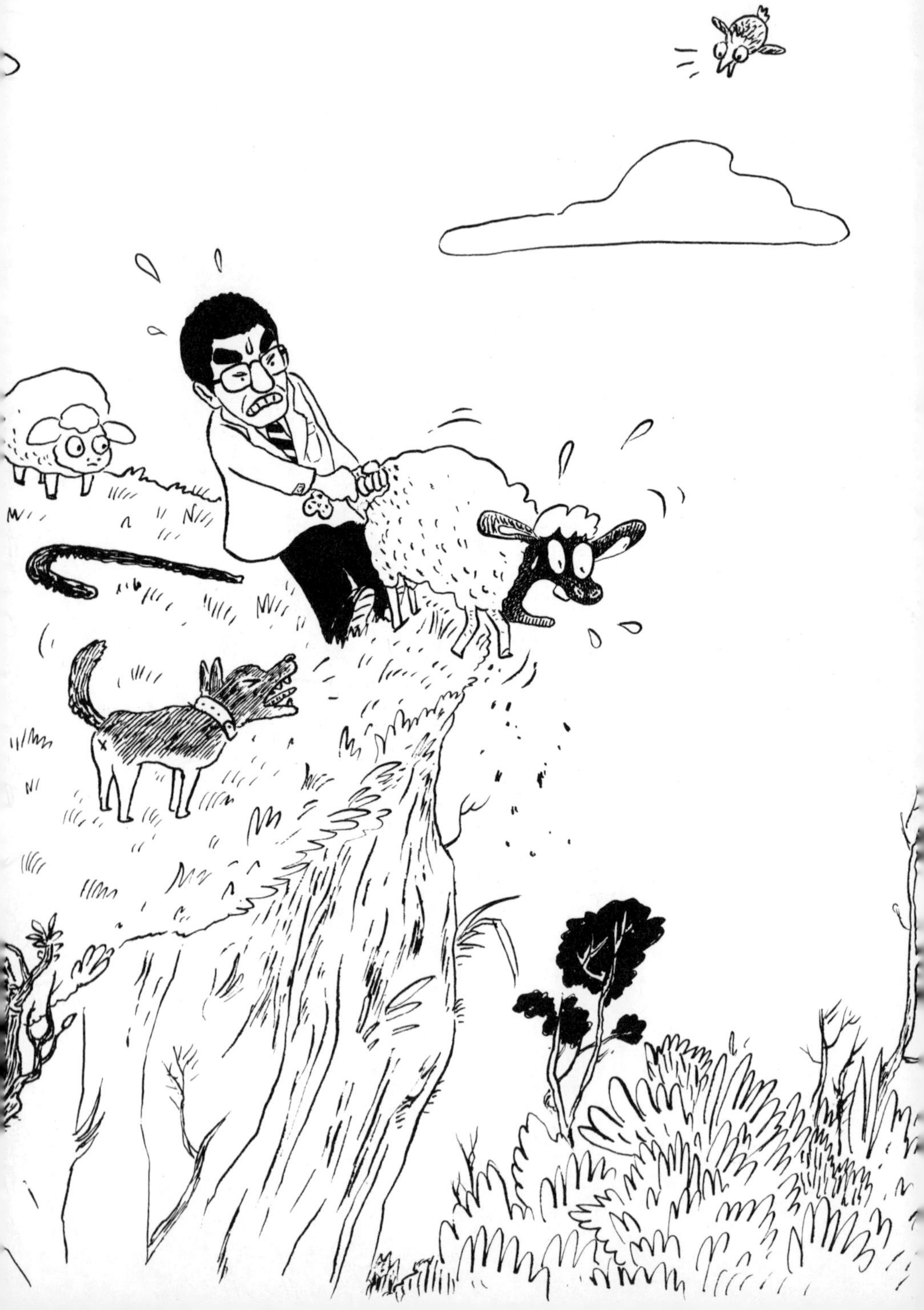

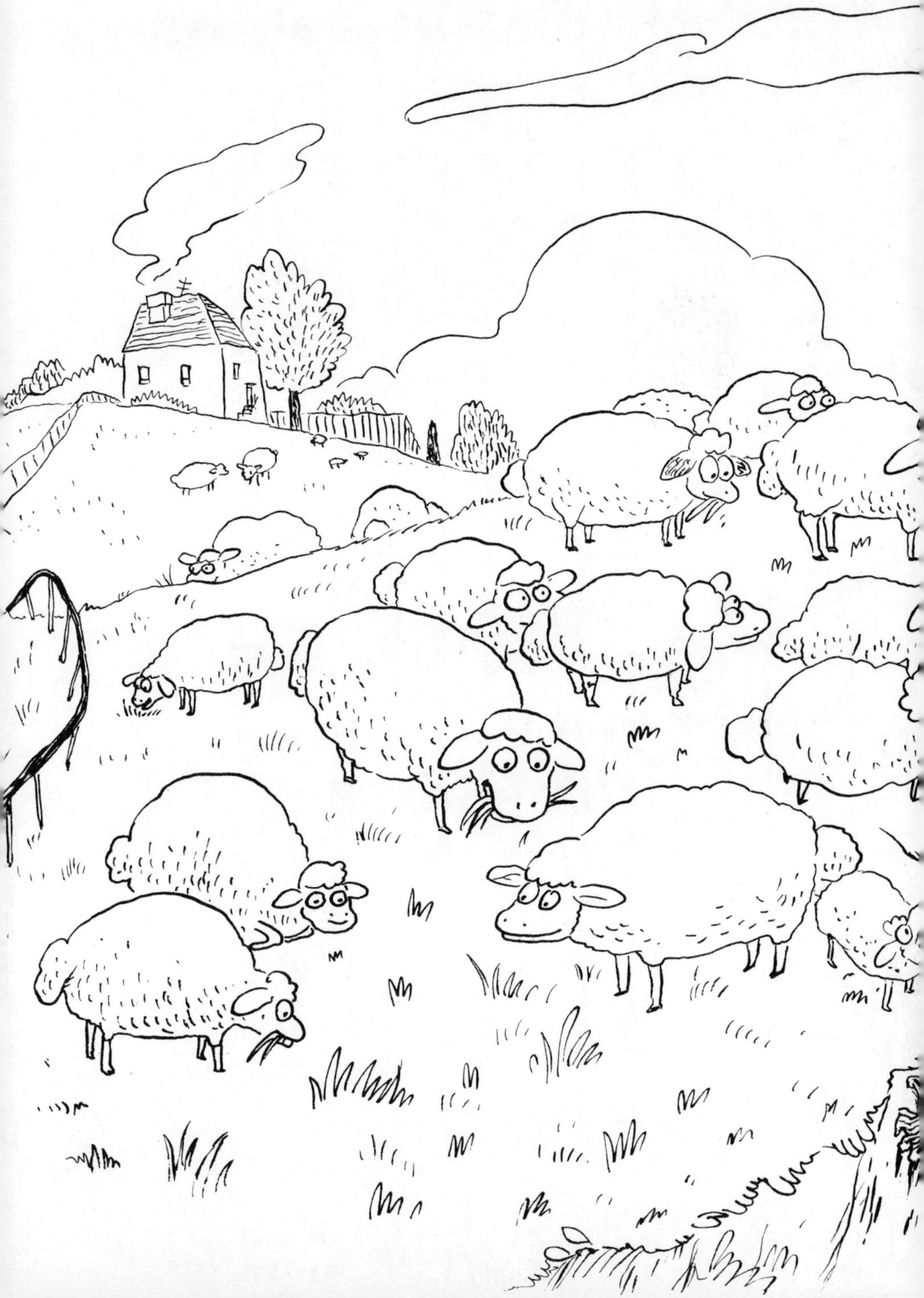

能從不知道大腸的結構到底有多長。大腸真的好長，從盲腸、迴腸、升結腸、橫結腸、降結腸、乙狀結腸到直腸等等。腫瘤究竟是出現在哪裡？為什麼發生在這裡？——「因為在外科開完刀以後，需要做後續的處理，來降低腫瘤轉移或復發的機會……」我會依照個案，向患者解釋，讓他知道他目前的狀況，並且安排做全腸道的檢查。接著根據病理報告，告訴他這個腫瘤的現況、還有腫瘤的位置、淋巴腺是否有影響、臨床是第幾期等等。

根據以上種種狀況，再建議做適合的治療。**人對未知的恐懼有時候是在意識之外的，愈不知道愈害怕。你告訴他愈詳盡，對病況愈有掌握，他才能放心治療。**人同此心，心同此理。不管他聽不聽得懂，醫生有告知病情的義務，這是「知情同意」。病人有知的權利，一定要告訴他，即將提供他什麼樣的治療。尤其對第一次罹癌的患者，我會用比較多的時間為他們解釋，消除他們的不安。接下來就選一組依他體能可以負荷的治療方法。

決定治療方法的依據有三：**期別、身體狀況及對患者最有效**的治療方式。

治療計畫一定因人而異！比方說需不需要加標靶治療？若要加標靶治療的話，需要先做基因檢測；若要做放射治療，就要為他考慮放射治療與化療哪一種治療優先，或者中間是否需要間隔？又比方說，如果沒有侵犯淋巴腺，腫瘤只在局部，但卻快要把腸子給吃穿了，這時應當以放射治療優先；而假設局部沒有那麼嚴重，反倒是淋巴腺很嚴重，就表示已經快要轉移了，這時候的第一選擇就是化療。

腫瘤行為可以決定風險究竟在何處，是復發還是轉移？依據我的個人經驗，每一位病患的治療計畫都需要客製化，都是個別專屬打造。

掌握治療節奏是提高治癒率重要的訣竅

四十歲的阿榮從埔里搭車到台中來找我，他是頭頸部腫瘤的病患，在發現的時候已經無法手術開刀了。現在唯一能為他做的就是放射線治療。

我為他做的治療計畫，簡單來說一開始先安排正子斷層造影（PET）檢查，因為正子斷層造影檢查可以知道腫瘤的真正範圍，依此來做放射治療。另外，我也先安排他去檢查牙齒，因為治療中如果拔牙會影響癒合。由於後續還會做到化療，所以還幫他測試是否有B型肝炎或C型肝炎，如果有的話，必須先吃一個星期的藥。把這些細項都完成後，才開始啟動治療。

治療五個星期後，我幫他排了另一個檢查——磁振造影（MRI），以確定治療的反應。看完磁振造影報告後，告訴他腫瘤消失了多少，並持續做完整的療程。其實這個時候醫生應該已經知道，目前的治療是否有效。如果答案是否定的，那就是更改治療計畫的「轉折點」。替病人掌握機會，這才是王道。

經過了上述種種的治療安排，阿榮的腫瘤在第五個星期時就已經消失了。但我們還是幫他把治療做完整。基本療程結束後，他的狀況已經恢復正常，治療就要停止，後續會再給一些口服的化療藥，這對他的狀況會有幫助。

整個治療後六個星期，再詳細做最後一次檢查，確定真的沒有癌細胞。

我跟阿榮說明他的報告結果，他驚訝地難以置信，一直說著要繼續跟我約診。我開玩笑地跟他說：「你身上真的沒東西了，你就別天天來！我很忙的，很多病人等著我。接下來我們三個月見一次面就好。但是，你要記得把日期寫在月曆上，不要忘記跟我有約喔！」阿榮爽朗地笑開懷，他明白我不是不理他，而是要他三個月後再來，於是就安心回家。三個月見一次面，這就是治療的節奏。

【理論】

善用工具，提供量身打造的完善治療計畫

當提供一個治療計畫給病人，不管是使用化療、放療或者是其他藥物，一旦不見效果，剩下的就只有副作用而已。

人的生命有限，尤其癌症患者。試想，消耗患者剩餘的寶貴時間，讓他花了昂貴的醫療費，用僅存的日子來享用你提供給他的副作用，會不會太殘忍？

現在癌症發生率高，照理說死亡率應該也會提高，但事實是死亡率並沒有增加，為什麼？這表示治療技術進步、治療工具變多了，這對腫瘤治

癒有幫助，因此死亡率並沒有增加。所以醫生更應該善用工具，謹慎細心地去幫病人打造一個屬於他個人的、完善的治療計畫。

有些醫生可能太急，或者是太忙碌，以至於提供給病人的治療計畫時而長達半年。也有些醫生，這個月用這個方式，下個月眼見沒有什麼療效，馬上又換了另外一種方式。腫瘤很多時候是這樣的，不管是採取化療或是放射治療，也許第一次治療，壞的細胞只是受了傷，腫瘤細胞並沒有全部凋亡。但什麼時候腫瘤細胞才會凋亡？作為腫瘤科醫師，你必須能夠理解腫瘤行為，更有甚者，最好能預測腫瘤路徑，先做防堵，在患者體內建構防火牆。打個比方，水往下流，水中游魚大都順水而下，但也有鮭魚返鄉逆流而上；腫瘤細胞，究竟是魚還是水？是順流還是逆流？醫生根據治療經驗，應該預估腫瘤的行為路徑，才能給患者最大的幫忙。

還有，**醫生必須知道不同腫瘤進展的速度**。比方說，分化較惡的腫瘤進展得比較快，像是淋巴瘤；但有些腫瘤進展的時間比較慢，需要一段時間的觀察。醫生必須能夠拿捏治療計畫應在何時啟動。

對於腫瘤，太急躁或太緩慢的治療計畫都不一定是正確的。就我的看法，標準的方式是先做二至三個小療程後，用影像工具、或是檢測腫瘤指數進行評估。在這一段期間，醫生必須提醒自己稍微停下來，幫患者做檢測，而且醫生有義務告訴病人，目前為他進行的治療到底是否有效果。倘若照著計畫逐漸出現好的反應，就持續原治療；倘若做了二到三個小療程後，發現效果不好，或者是從影像發現惡性腫瘤還是存在、腫瘤指數並沒有因此改善，那就應該要改變原本的治療計畫。要記得，**如果無效而不改變，剩下的都只是副作用！**

一個治療計畫從頭執行到結果，如果毫不檢視，等有效的黃金治療期間過後，就什麼都來不及了！因為既然是惡性腫瘤，這腫瘤就不會乖乖安分等待，你給它時間，它只會繼續坐大及變化。稍有延遲的時候，它早就轉移到別處去。等腫瘤轉移，戲就難唱了。我們怎麼能把一個原來會好的病，弄得一發不可收拾？

雖然變更治療計畫，轉回去又是一個新的開始。但也不能亂了套，必須抓緊時間，把節奏掌握得更好。

我會建議病人在治療期間主動詢問醫生：現在治療的狀況如何？有效還是無效？接下來後續會怎麼做？

在這裡，我也想提醒醫生們要多開金口，不管你的病人懂或不懂，甚至對一些怎麼開口問都不知道的病人，請告訴他們：目前治療的狀況如何，效果又如何，因為這是身為醫生該有的責任。生命攸關，提醒病人也同時提醒自己。

【決策】

腫瘤醫療需要邏輯

大家都知道，癌症不是一個急性症狀，它潛伏在我們體內，短則幾個月的時間，長則好幾年。而腫瘤為什麼會被發現？大多是當患者身體發生狀況就醫時，醫生依據症狀，用影像或者切片等方式來檢查是否為癌症。

但即便診斷結果是癌症，也有千百種類型，臨床影像也並不全都相同。當被診斷為惡性腫瘤後，還要確認期別，因為期別不同、治療的方式也會不一樣。像我們常聽說，某某人得到某某癌第幾期，就是這個意思。決定期別最重要有兩個重要目的：第一是要決定腫瘤治療的方式，第二是要做預後的判斷。早期，在癌症治療的領域裡，很多醫生在進行治療的時候，並沒有實證的依據。

當出現一項新的醫療技術、或者一種新的藥物，就加進治療裡。化療、放射治療、加上手術，還有林林總總的另類療法，好像自助餐似的，感覺不錯的都放到盤子上來試看看。病人花了幾百萬，結果卻變成了這些沒有經過實證醫學的試驗品。這是錯誤的，這種漫無章法的治療癌症方式早就過時了！很多新的治療方式，如標靶治療或免疫治療，並不是對每個人都有效，所以應該經過臨床的檢測來決定藥物使用的可能性。這就是治療的邏輯，很多時候還沒開始用就知道不會有效，那又何必開始呢？

現在惡性腫瘤治療，基本上都是引用全世界最高的指引——美國國家癌症資訊網臨床指引（National Comprehensive Cancer Network, NCCN），它每年都會發布各種最新的惡性腫瘤臨床診斷及治療指南，是目前全世界都遵循的治療指引。

NCCN裡面並沒有任何另類療法，它的發展都是經過實證醫學的治療方式，有實證才會做更新。所謂「實證」的意思，是相同的治療方式在不同的群體會得到相同的結果，而不是奇蹟式的個案。惡性腫瘤治療方式必須要依據治療指引，但這個指引並不會硬梆梆規定該怎麼做。**醫療方式可以選擇，只要遵循大邏輯，而這邏輯不能也不會脫離實證醫學的軌道**。每個病人的體質、狀況皆不同，有些病人七十多歲身體健朗像五十歲，有些病人才四十歲看起來卻像八十歲的，臨床上一定都會遇到。我們不可能拿十八歲的治療方式用在八十一歲病人的身上，也不可能將五十二歲的治療方式用在二十五歲的病人身上。當確定了病人的癌別與期別、年紀與生理狀況後，就要依據NCCN的指引提供病人一種最有效的治療方式。

除了治療指引，還要加上醫生的臨床經驗，要想盡辦法提供病人一個最短期之內有效的治療方式，並且要在最短期間內告訴病人提供的治療是不是有效。這就是為什麼我提出：**好的醫療一定要堅持掌握住治療節奏**。因為癌症治療的每個現場，都是我們緊握著病患的手，在跟時間賽跑。

治療停頓點，完全緩解與持續追蹤

很多人以為癌症治療必須持續且無停止的一天，套句病人之間相互消遣的消極話：「唉！得到這種病，只能接受治療，一直治、一直治，一直到死的那一天……」錯！**腫瘤是可以治癒的，但要掌握治療的節奏。**療程進行到中間，比方治療做了五個星期後，就要回頭檢視效果；如果有效，再訂定下個方向。在這樣的掌控下，腫瘤是極有可能被治癒的，等腫瘤消失了，病況完全緩解了，病也就治癒了。

我曾經有一個病人，最高紀錄得到六個不同的腫瘤，在第一個腫瘤出現時他不知道，時間上耽誤了，發現的時候已經是比較晚期。早期發現的癌症，治療一定比較輕鬆，但晚期發現的話，有可能只靠手術是沒辦法解決，要增加其他治療工具，到後面有可能把病人搞得不成人形。這就是為什麼政府跟醫院一直在提倡早期癌症篩檢的原因。

經過計畫性的治療及檢視，做到臨床上看不到腫瘤、腫瘤指數正常、影像也全部正常，這個時候就可以停止治療。**讓病人回去過正常生活，該上班去上班、該爬山去爬山、該出國去出國，這是癌症治療的最高境界**。因為當病人的狀況到達完全緩解的時候，就代表已經越過風險期。我的定義大概是完全緩解後一年半到兩年，如果腫瘤都沒有再發生，代表他原來的病95％已經治好了，就不必再接受治療，持續追蹤就可以。有些病人很有趣，像阿榮一樣，明明已經治癒了卻還不太敢相信，仍然很擔心，還想著天天來看門診，其實只需要定期做追蹤就可以了。

治療後追蹤的主要目的有兩個：第一是為了查看原來的腫瘤有沒有復發跡象，再則是因為有得過腫瘤的人比較容易得到第二個、第三個腫瘤。雖然病人已經到達完全緩解了，若真的運氣不太好，體質使然發現又得了另一個腫瘤，那也是有可能的，但只要定期追蹤，就可以較早被發現，早點啟動另一個治療。**掌握治療點、掌握節奏，很多病人都能被治癒的。我的病人中，治癒的例子很多！**

醫生的職責是幫助病人。我期許醫生們的治療謹慎仔細，不要有想當然爾的空間。我通常不會去對病人評論之前的醫生誤診了或治療錯誤，這不是我想要做的事情。我要做的是，當病患到了我的面前，他就是我的病人，我唯一要做的事情，就是想方設法把他的病治好。

只要我們的診斷做得夠仔細、醫療做得夠細膩，患者被治癒的機會將會多更多。

正子斷層造影（Positron Emission Tomography, PET）：PET檢查最重要的臨床價值在於PET是目前醫學新科技中能早期診斷癌症的工具，對於轉移性癌細胞其原發性病灶之偵測、癌症分期的評估(staging)、癌症手術前做正確的決策與手術後效果的評估與追蹤、化學治療及放射治療前做正確的評估（如腫瘤地圖的繪製）及治療後效果的評估與異常的追蹤，提供啟動治療前有正確的決定、治療後是否早期復發、及發現轉移也有幫助。

磁振造影（Magnetic Resonance Imaging, MRI）：磁振造影（MRI）是一利用強高磁場，選用特定的射頻無線電波脈衝，激發人體組織內的氫原子核，再偵測病人所釋出的回波，以計算重組出體內各部位的斷層面高解析的解剖影像。由於是使用高磁場，優點是整個檢查過程不具輻射暴露，缺點是造影時間較長，對人體移動較敏感，且不適合身體內部有金屬植入物的受檢者。

發展至今，在臨床上被廣泛的使用在身體各部位腫瘤（腦、心臟、肝、膽、脾、腎、胰、腎上腺、膀胱、乳房、子宮、卵巢、攝護腺、全身骨骼關節）；此外在腦部血管疾病的檢查亦扮演重要的角色。與電腦斷層最大的差別在於MRI不是偵測組織的電子密度，而是偵測質子所在環境的訊號差異。

另類療法：正規治療以外的其他治療方法，坊間常流傳一些所謂偏方、草藥或中藥治療。

依照美國輔助醫學及另類醫學國家中心NCCAM的定義，輔助及另類醫學是指正規醫學以外的醫學健康照護體系、醫療業務及產品。最主要是沒有科學的重複被驗證的過程，也就是「無實證醫學的背景」之療法。

第3章

奇蹟永遠存在
肺癌治療方法的
整合與管理

近年來，肺癌發生率明顯上升，尤其是女性，肺腺癌常常發生在從不抽菸的女性身上，究竟為什麼？其實原因很多，其中的一個可能性是外在大環境的變化造成基因的改變，致使人體處理外來毒素的能力下降而引發癌症。

治療肺癌的工具很多，不知凡幾。治療工具如何取捨是一門學問，尤其是如何整合、如何管理非常重要。

「阿侯欸查某孫有來看你嘸？」淑芹大姊右手撐扶著桌子緩緩坐下對著我問。

「阿⋯猴⋯？」

正當我一頭霧水的時候，一位溫文儒雅的中年男性緊站到我們中間，補充著說出某位患者的名字。

「啊～有、有！」我想起早上剛離開的年輕太太，卵巢癌的患者。

「那個就是我隔壁的，也算是阮尪阿嬸她大後生的查某囝啦！啊，就住在南投那邊山內欸……」淑芹大姊聽我回答後，滿意地開始說起她這次介紹的人是誰，以及那人到我這看診前的來由、病況經緯，而站在一旁安靜傾聽微笑著的就是剛剛插話的男性，每每陪著回診追蹤的淑芹大姊的女婿——高先生。很特別，她都是由女婿陪著來看病。

淑芹大姊五年前罹患肺癌，在我這邊治癒後，每逢遇到朋友身體稍有狀況，便介紹到我這裡，彷彿所有疑難雜症、大病小病，非得來我這裡看看才能好似的。經過幾番好好勸說，她才限縮了介紹朋友的範圍。

我知道她的熱心是來自對我的感念，因為在肺癌之前，她的大腸癌也是在我這裡進行治療，至今已過數十年了。

「啊，我就說啊！」淑芹大姊每次都絮絮叨叨地說了又說，「阮兜攏沒人食薰（我家都沒人抽菸），少說也五十年了，優良禁煙環境餒！這樣也會得肺癌，你說我是不是很冤枉？」她國台語夾雜抱怨著。

我半安慰地笑著跟她說，得到肺癌未必都是因為吸菸，空氣品質影響也很大。因為空氣污染的關係造成基因改變，人體對抗致癌因子或清除毒物能力就會下降，這是身處大環境下大家都會面對的問題。

淑芹大姊在發現自己得肺癌的當時，身體狀況並不是太好。加上年紀大了，腫瘤距離大血管很近，開不了刀。原本她真的覺得自己可能過不了這一關，帶著病歷資料來醫院找我。

我幫她做了適合的治療安排，在不開刀的狀況下先讓她做標靶藥物治療，接著口服化療配合放射治療，效果很好。結束治療後每三個月到半年追蹤一次，到現在又過了五年，追蹤的影像檢查報告顯示肺裡再沒看到什麼影子。

「還好佛祖保佑哦！讓我遇到你。我就跟我女婿說，像他們學校那個教體育的老師，又不是像他斯斯文文在教室裡教書，他都有在運動的，身體怎麼都沒有顧好？早點來找你不就好了嗎？」淑芹大姊用眼角瞟了女婿一眼，像在輕微責難怎麼都沒大力宣揚應該早來這裡治療一般。

高先生推推鼻上的眼鏡，勉強微笑後旋即眼神閃忽遠飄、低下頭來。

「淑芹大姊，妳這個粽子……」我趕緊轉移話題，指指她身後一小籃的粽子。淑芹大姊高高興興轉身打開袋子，高先生無奈地對我笑了一下。

其實，淑芹大姊說的那位教體育的邱老師曾經是我的病人。

一直於高中任教的高先生是國文老師，與邱老師是同僚。邱老師才四十出頭，健談風趣，深得學生喜愛；平日喜愛登山、又是專業救生員，經常自詡體能狀況堪比超人。

三年半前他感到胸悶，狀況時好時壞，又容易疲倦。原本只當是太過勞累休息就好，但後來開始食慾不振，體重也倏地下降，家人強迫他一定得請假去胸腔內科看病，醫院的胸腔內科幫他做了精密檢查。在醫院做切片後，醫生告知他是第三期的肺腺癌，而且已經出現淋巴轉移以及肺積水的現象。邱老師簡直無法相信，也不敢告訴家人。一般來說肺癌若是一、二期，基本上還能去胸腔外科開刀，但他是第三期，胸腔科醫師建議他做標靶治療，他自此開始抗癌的生活。

在最初的幾個月，治療明顯有效果，雖然過程中出現了一些皮疹類的副作用，邱老師很高興，有了信心。但肺裡面的癌細胞還沒完全消滅，隔年，醫生建議他換另一組標靶藥物。

換了藥治療，又過了一年左右，腫瘤還是沒能控制住。標靶藥物已經換了兩組，這次醫生要他做化療試看看。沒想到化療換了不過兩個月，他開始感到頭暈不舒服，嚴重時走路搖晃得扶著牆走，他告訴醫生出現這樣的狀況。醫生幫他安排腦部電腦斷層，檢查後結果跟預想中的一樣，確實就是腦轉移。

把握最有效的時機，在癌細胞出現抗藥性之前，解決問題

臨床上，肺癌是非常容易出現腦轉移的，而且只要出現轉移，腦中的腫瘤通常不會只有一顆。化療藥物因為有血腦屏障的關係，對於腦轉移沒有什麼太明顯的效果，於是胸腔科的醫生將他轉到我這邊做放射治療。我第一次見到邱老師，就是在那個時候。

說實在，他轉到我這邊的時候真的有點太晚了！我為他感到憂心，因為我知道他不久後一定會再出現其他轉移。

為什麼會這麼說？因為並不是每個肺癌患者都有適合吃的標靶藥物。如果經測試後有適合使用的標靶藥物，就會建議他採用標靶治療。臨床上，標靶藥物確實很有機會讓大的腫瘤因為治療而變小，但我們很少聽說，光吃標靶藥物就可以把癌症治好，這機率非常低，小於百分之五。

很多醫生發現藥物沒有進一步的效果，就會讓患者換一組藥試試看，

但更多人不知道的是，標靶藥物其實是有時效性的。一般來說它的時效是十二到十五個月，超過這個時間，對於標靶藥物沒有反應的細胞，就會出現抗藥性。

現在問題來了，**要知道出現抗藥性細胞——就是那些沒被根除的、進化的壞細胞——非常容易出現轉移。**以腺癌為例，80%的患者最後都會出現腦轉移。單純只靠著換新藥是有機會再次將腫瘤變小，但這些剩下的癌細胞到最後又變成更麻煩的腫瘤。病人一生中，多活了的那幾年，就是一直在換藥、承受藥物的副作用。

然而我們換個角度想想，當我們利用標靶藥物將八、九成的癌細胞消滅後，再善用其他的治療工具，比方說化療、免疫治療、放射治療、甚至手術等方式，將最後剩下的那百分之幾的癌細胞一次消除、完全根治，就可以避免讓病人承受轉移之苦。也就是說應該要把握最有效的時機，在癌細胞出現抗藥性之前，將問題全部解決。

唯有完成關鍵的最後一哩路，病人才有機會好轉或痊癒——這就是我常常強調的「強化治療（Consolidation therapy）」。

就我們後端醫療人員來看，很多癌症的患者雖然都努力配合，但腫瘤蹤跡忽大忽小，到最後各處轉移，無力回天。

邱老師的狀況就是這樣。

那年他做完全腦照射後，我為他再做光子刀清除腦中剩餘的腫瘤。運氣不錯，腦的部分我幫他處理好了，但壞的是他肺部腫瘤還是沒有完全被控制住。肺的部分，他依舊回到胸腔科繼續治療。

不出我所料，過了不久骨頭轉移，因為腦與骨頭都是血液充沛的地方。邱老師又回到我這裡做放射治療，我一直在幫他處理轉移的問題，但也只能紓解他臨床的症狀。

到後來，肺的治療已經沒有什麼化療藥物可用了，最後一次看到他時，他坐在輪椅上由家人推著，已經無法走路。高老師知道邱老師有來我

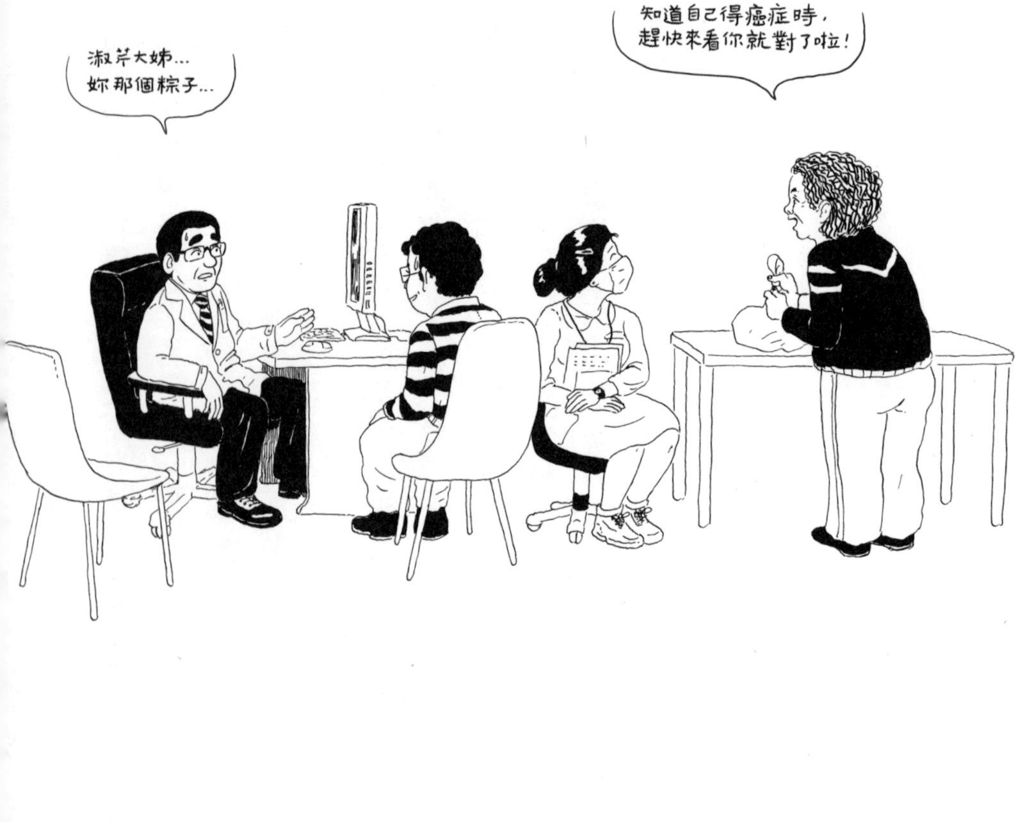
淑芬大姊...
妳那個粽子...
知道自己得癌症時，
趕快來看你就對了啦！

這邊治療過，但我沒向他提起這件事，我想他應該也知道最後的結局是怎麼樣，提起只是徒增感傷。

眼前淑芹大姊忙不迭地把溫熱的粽子放到護理師旁的空桌上，每年端午節她都會帶親手包的粽子來給我們。

「就是說啊，」她邊放粽子還邊叨唸剛剛的事情，「知道自己得癌症的時候，就要趕快來看你就對了啦！」

「是可以找第二意見諮詢或者切片完直接找腫瘤科醫師啦！」我微笑著回覆她。

「對啦～對啦！就是這個意思啦！」她想到之前自己一頭熱介紹來的好幾位朋友，最後只需到一般內科看診的事情，不禁也朗聲大笑出來。

治療方式的整合與管理

醫療進步，很多癌症發生率在下降，例如肝癌是由於B型、C型肝炎引起的，國人防治有成，B型跟C型肝炎減少，因此而引發的癌症就會漸漸變少。又比方說乳房腫瘤跟子宮頸癌，因為政府推廣癌症篩檢的關係，有很多在初期的時候，就被篩檢出來而開始早期的治療，現在晚期的乳癌跟子宮頸癌的病人很少。

但是大環境的影響，像是空氣污染、空氣中細懸浮微粒濃度高，讓肺癌成為國人頭號的癌症殺手。肺癌中目前增加最多的就是肺腺癌，而且有年輕化的趨勢，很多得到肺癌或肺腺癌的患者往往年華正盛，都是家庭支柱，如果錯判了一步，挽不回的不僅只是一條寶貴的生命，還有他身後需扛起的整個家庭。

所以，我一直認為在面對肺癌的時候，**治療方式的整合與安排是非**

常重要的。醫學進步不同過往，癌症治療工具可以有很多種選擇：手術治療、標靶治療、放射治療、免疫治療及化學治療等等。很多醫生都習慣用自己熟悉的治療方式，但思考如何善用工具、如何做治療整合，才是真正站在病人立場著想最重要的事。**我們究竟是想讓病人靠著藥物活得久一點？或者是治好他的病？當然是要想盡方法幫他把病治好。**

當我們在藥物使用最有效的時候，最好的選擇，就是要幫病人一次解決藥物無法解決的剩餘問題。

一般來說，轉移的病人都比較難治癒，但是也有例外，我尤其記得阿華就是這樣的例子，而對我來說，他也是一個特別的案例。

阿華是一位連結車的司機，十二、三年前曾罹患鼻咽癌。去耳鼻喉科檢查的人，大多都是做體力活的壯年人，因為工作的關係，煙、酒、檳榔不離口，所以較容易罹患口腔、咽、喉癌。阿華比邱老師更年輕，年齡才四十出頭，父母皆已退休，就靠這麼一個兒子養家。那時他在某個醫療中心開刀，開完刀後定期回診。

可能是他輕忽了追蹤的重要性，兩、三年後，在一次健康檢查又發現肺裡有一點陰影，是遠端轉移。在健檢的醫院發現肺轉移，他不願開刀，經熟人介紹後就直接到我服務的醫院找我，尋求是否有不開刀的醫治方法。評估狀況後，我為他安排了適合的治療方式，確實他治療的反應也很好，很快地，他肺裡腫瘤消失殆盡，又回到工作崗位。

治療過後不久的一次回診追蹤時，他問我，「蘇醫師，你看我現在的狀況，可不可以出國？幾天就好！」

其實他治療後結果還蠻好的，我笑著告訴他當然可以，記得定期回診就好。

看他站著不動好像還有話說的樣子，就順口問他，「你要去哪呀？做什麼呢？」

他神情愉悅，彷彿就一直等著我詢問，迫不急待地說，「我要去北越啦！」北越？看他的神態如此期待，「去…娶親？」我有點驚訝地問。

他很用力地點點頭。

轉移的患者，以條件來說確實臨床上並不是那麼樂觀……我不禁猶豫了。若是不阻止，很有可能將某個女子的一生推向不穩定的未來，況且又是離鄉背井來到語言不通之地的異鄉人，唯恐日後生計無所依憑；倘若在不久後兩人又有了孩子，更難說這一場當日的歡喜究竟是幸還是不幸？但另一方面來說，他是家裡獨子，父母又已年邁，在他的人生計畫中，或許有很多想完成的課題、懷抱某些期待。而我——他生命中的癌症醫師——我又該對他的人生做什麼樣的指導建議？在他離開後，我想了又想。

這件事情一直讓我耿耿於懷。

反覆思量後，我想我能做的，就是讓他的病症得到最完善的治療，盡最大的努力為他的健康把關。我一向重視我所有的病患，包含他們的家人。

有時候為患者煩憂，同事笑說我考慮太多，但我覺得這是我應該做的。正也因為遇到了很多不同狀況，所以一路走來，我不局限於以單一方式去治療癌症。

在險中求最善，這也是我比別人治癒率高的原因之一。

很多患者都是十年以上的老朋友。阿華的孩子，今年都已經是小學三年級的學生了，活潑健康。有時候陪著爸爸一起來回診，特別聰明伶俐，深得大家喜愛。

我知道這是正確的選擇，**因為用對方法，奇蹟一直都存在！**

【理論】

除惡務盡，一舉殲滅

肺癌的細胞型態大多可分為四種，這四種的腫瘤行為各自不同，有經驗的醫生從醫學影像就大致能判斷是哪一種。目前病例增加最多的是肺腺癌；這四種型態之中，每一種肺癌的有效治療方式各自不同。早期很多抽菸的病人，大多是鱗狀上皮細胞癌，但現在臨床上最常見的是腺癌，尤其是年輕女性。

肺癌的治療方式很多，包含手術治療、標靶治療、化學治療、放射治療及免疫治療等等。但我們都了解，如果可以用外科手術來處理會是最好的治療方式，但是手術也必須衡量病人的狀況，不能太勉強，否則術後結果不會好。

目前使用最多的治療方式是標靶治療，但是標靶治療的藥效有期限，病人使用同一種藥物十二到十五個月很容易惡化，此時就必須進行換藥，然後重複一次，看有沒有效。如果無效，要再繼續換藥，一再重複。在重複換藥的過程中，那些殘留在體內的癌細胞，因為對於治療沒有反應，就很容易在過程中出現轉移，因而造成治療的失敗。所以只要能幫病人找到一種適當的治療方式，就能提高病人的治癒機會。總而言之，對於癌細胞，即便在治療中可以消滅95%到只剩下5%，也必須除惡務盡，一舉殲滅，才能達到治療的最高境界。要知道，癌細胞就像一群頑皮的小孩，如果會安份地待在原地等待，那就不叫癌細胞了！

【決策】

善用並整合治療工具

如前述，肺癌的類型很多，治療的方式也有很多種。所以治療方式的整合與安排非常重要，包含何時更換藥物等等的考量。很多醫生都習慣用自己熟悉的治療方式，其實如何善用並整合治療工具才是王道。例如，胸腔內科一直在使用藥物，一直在換藥，最後那些無法被控制的腫瘤細胞，就會出現轉移，造成治療失敗。那我們為什麼不在藥物效果發揮到極限的時候，比方說從大範圍縮小到極小範圍，而再也無法縮小的時候，提供一個可以完全消除腫瘤的方式？這就是我常常強調的「**強化治療**」，用強化治療除惡務盡，幫病人完成治癒前的最後一哩路。

血腦屏障（Blood-Brain-Barrier, BBB）：大腦組織的守門員，由腦的毛細血管壁與神經膠質細胞共同形成。是血液與腦細胞之間的屏障，血腦屏障為半穿透式（semi-permeable），也就是說，它允許某些物質穿透，但阻止某些物質（如有害物質）通過。

立體定位身體放射手術（Stereotactic Body Radiotherapy, SBRT；亦稱光子刀）：SBRT是利用傳統放射治療使用的直線加速器產生「光子」射線，採取短程、高劑量強度的方式，針對病灶處給予治療。主要應用於胸腔、腹腔及骨盆腔的腫瘤放射治療，其治療原理與立體定位放射治療SRS（主要用於腦瘤）相近，藉由影像導航系統的輔助達到精準定位的目的，再以弧形照射的方式將高致死性的劑量精準的照射於腫瘤部位，由於照射範圍精準，可減少對正常組織的傷害。

第 4 章

生命的祕密
如何提高消化道
腫瘤的治癒率

胃癌及大腸直腸癌需不需要做放射線治療？

很多外科醫師覺得不需要，開完刀後做點化學治療就收尾了。其實消化道腫瘤的治療計畫中放射治療扮演很重要的角色，要知道局部復發或遠端轉移可能造成開刀後治療失敗，因此手術後的放射治療非常重要！因為，遠端轉移通常是來自於局部復發。

晨美才五十五歲，是專業的美髮造型師。早年離婚，獨自辛苦扶養三個女兒長大，一路努力到現在擁有自己的沙龍，開在鬧區，頗有人氣。

由於長期飲食不正常，老犯胃痛，一直在附近的藥局買成藥吃。藥師見她常來，熟識後也曾勸她找時間休息，到醫院去檢查，但她總是以沒時間為由回謝對方的好意。

有一天，突然胃痛得不得了，晨美才去診所掛號。醫生告知她需要做精密檢查，於是轉介她到大醫院看腸胃科。

照了胃鏡，發現胃裡有潰瘍性腫瘤，而且範圍很大，約佔了胃的四分之三部位。且這腫瘤不但已經吃得很深、且惡性度相當高，影響預後的因子全部都有，也就是血管及淋巴裡面幾乎全是腫瘤侵犯的狀態。術後，外科醫師告訴她一定要做化療與放射治療，若是不做，勢必轉移。

晨美千百個不願意，轉診後拖延了一兩天才來到我這裡。手術後虛弱的她看起來不像年過五十的女子，漸層馬卡龍色的俐落短髮加上合宜的淡妝，黑色大牡丹花樣大領口的雪紡襯衫看起來是訂做來的，鬆垮的袖擺讓她看起來更瘦了些。

在我面前坐下，她撥了一下頭髮說，「如果有什麼預防的項目，能做就做，化療什麼的就不用了！」瀟灑的口氣中帶著些許無奈與放棄。

頓時我懂了，我問她：「妳是不是害怕化療會產生什麼副作用？」

晨美有點驚訝地轉頭向我：「你怎麼知道？」一眼瞥見我的白袍，她隨即又改口：「對啦，我不想！我不想掉頭髮，寧願這樣就好，能治療到什麼程度，就到什麼程度。」

在髮妝時尚圈工作的女人，想來對自己的外觀必有一定程度的追求，只是大部分的人在疾病前可以放下執著，有些人則否。我能同理她對於改變外貌有多大的抗拒，可除此之外，也隱隱感受到她必定還有其他放不下的牽掛，導致她遲疑了兩天，最後還是前來探詢治療的機會。

見她身旁沒有家屬陪伴，我問她，「有人陪妳來嗎？」

她說，「沒有，女兒們都在上班、上課。」

「看這病歷，妳也才五十多歲，女兒們應該也都還沒成家吧？」

彷彿不經意彈觸到某個暗藏的開關一樣，她開始激昂起來：「我沒有時間生病，你知道嗎？難道要我頂著殘破的髮型、光禿的頭皮去見顧客嗎？髮廊這樣還有人敢來嗎？」

「現在店裡生意正好，若放棄，把錢都花在這，生活怎麼辦？」

她皺起鼻樑努力忍住不哭，但是眼淚卻突然啪地一聲嘩啦嘩啦開始掉

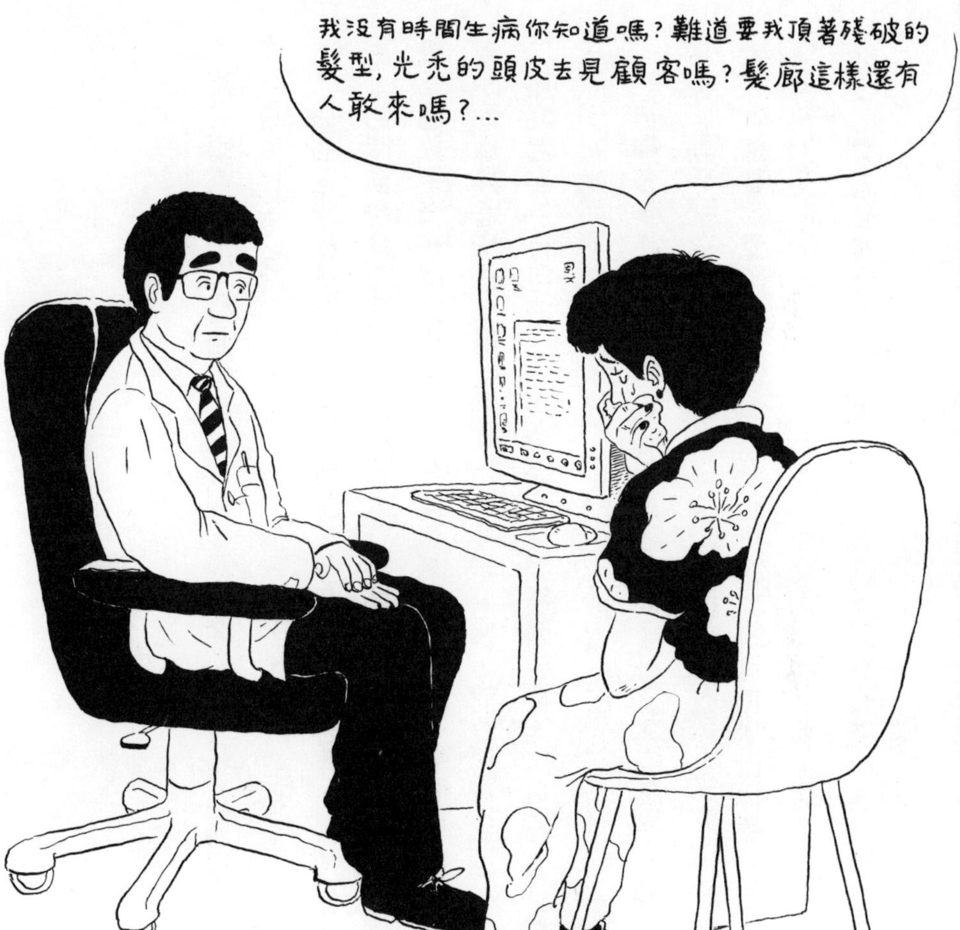
我沒有時間生病你知道嗎?難道要我頂著殘破的髮型,光禿的頭皮去見顧客嗎?髮廊這樣還有人敢來嗎?...

下來。眼淚卸下了心防，經過片刻，晨美開始說著她是如何辛苦一路打拚才熬到今日。

抽抽噎噎敘述著的過往大概是，年輕時她不懂事，結過幾次婚。跟著男人的時候生活還算充裕，與男人分手時割捨不下女兒，就一個女人隻身帶三個孩子，在家庭代工跟美容業裡輾轉討生活。幸而，女兒們雖然年齡差距大卻貼心懂事，母女相依為命多年。幾年前跟銀行貸了一筆款項，終於建立起屬於自己的小小事業時，卻眼睜睜就要因為自己的身體狀況崩毀在即，叫她如何願意？

彷彿多年沒有跟誰談過心一般，她說了好久，又哭了一陣。我知道她需要一點時間，我只靜靜聽著。

就這樣回憶了一段後，她從擱在膝上的包包拿出折疊好的面紙，擤了擤鼻子，又恢復先前平靜的聲調朗聲說：「我很多生病的客人後來都沒有來了，聽說去做了化療，剛開始很痛苦，最後還是一樣，就死了。那我何必？我想要好好的，如果要死，希望看起來是自己原本的樣子好好死去，這樣很過分嗎？」撇開女兒，語氣裡都是為了自己，但背後藏不住的是害怕自己倒下而讓孩子們日後衣食無憑的一位母親的擔憂。

我明白她的踟躕，因為之前的醫生只給她一條路走。

局部復發控制好，預防遠端轉移

一般做完胃癌手術切除的患者，很多醫院都只以施打化療或標靶藥物、以及追蹤的方式來做處置，因此，幫晨美進行手術的醫生說，如果她不做化療的話，基本上就等著轉移、惡化而已。

但她不願意化療，即便是作為醫生的專業，我認為勉強她或者放棄她，都不是我的選項之一，我開始為她設想其他的替代方案。

我跟晨美說，「我們不打化療。雖然人家都說容易轉移，但我用放射治療，加上部分口服化療藥物，不會影響妳的事業、外觀，但妳要全力配合，不可以再延遲治療，妳願不願意試試看？」

她有點遲疑，一時間不太確定自己聽到的。我又重複問了一次，「願意嗎？」

想了想，她點頭說，「好，我試試！」

很多人都說胃癌治療失敗，主要因為患者最後都是死於腹膜轉移或是遠端轉移。臨床上我們確實也經常看到這樣的例子，但只要掌握關鍵的祕訣，其實我們有機會可以阻止悲劇的發生。

為什麼這麼說？

當我在哈佛進修的時候，我的恩師曾告訴我一個「消化道癌症在臨床造成治療失敗原因」的臨床實驗。當時他們做了關於臨床診斷大腸癌合併腹膜轉移或是遠端轉移的兩百例大體解剖。解剖結果發現，這些遠端轉移，其實80%以上在局部，也就是開過刀的位置，早就復發了。雖然開了刀，但卻沒控制好、出現復發，這才是原因。

這個實驗震驚了年輕的我！**我們一直以為造成死亡的原因是「遠端轉移」，然而遠端轉移其實只是個「惡果」，真正的原因竟然是「局部復發」**。

由於我們疏忽了真正的因，沒有全心照顧原發的局部，才會造成轉移至死亡的這個惡果。反過來說，如果我們消除了因，就不會有惡果。

於是在我開始行醫後，便反覆去證實這個實驗的理論。每當我遇見消化道癌症的病人時，我便會非常專注於局部控制。**你問我為什麼我的治癒率高？其實這就是我發現的祕密！**

這些年，我門診的胃癌、腸癌的病人，基本上很少有復發轉移的問題，這也驗證了，只要局部控制好就沒有後面的問題。只可惜到目前，還是很多人為了預防轉移，在手術後忙著打化療。

到現在已經過了兩三年，外貌上沒有改變的晨美看起來更有活力。除了每半年的回診日，有時經過醫院她也會特意進來小聊店內的狀況，說是順便來看看我並致意。

我相信現在的她每日依舊忙碌，但穿梭於客群中，她的笑容想必更加燦爛。

治療計畫得完善，直腸癌不一定要開刀

五年前李蓉師姐得了直腸癌。那一陣子她經常血便，一整天廁所跑了好多次仍覺得解不乾淨。檢查後發現原來是腫瘤壓迫所致，而且這腫瘤離肛門才三公分距離。

一般來說只要七公分以內，基本上是一定要犧牲肛門的。更何況她的腫瘤位置這麼低、離肛門太近，即便最後腫瘤拿掉了，一定會傷害到括約肌，導致無法順利控制排便。

當肛門少了括約肌的收縮，若不做永久人工肛門的話，勢必就得包尿布過日子了。不管哪一種，將來都會很辛苦。

同門師姐聽說了這件事，特意去找她，建議她一定要來仁愛醫院找我，這位同門師姐的遠親就是在我這邊治癒的。她告訴李蓉師姐，蘇醫師的大腸直腸癌病人很多，治癒率極高，最後幾乎很少人需要開刀、甚至裝人工肛門，至少十幾二十年內不曾有過。

那一日，李蓉師姐一身素色衣裙出現在診間，黑色布鞋雖舊但仍乾乾淨淨。數十年間她一直在佛寺裡服務，虔誠的她已茹素二十多年。

「奇怪了！這難道是佛祖給我的考驗，要我修身修心？」沉穩的語氣中帶著修持之人面對生命挑戰的坦然態度，但眼眸掩抑不了些許黯淡。

「的確大腸癌是一般常愛吃肉加外食的人比較容易得的病，這您可能真要去問菩薩了，因為我也不知道。」我笑著跟她說，「但我知道怎麼治好您。」

「願能承您吉言。」這回，換師姐也笑了。

師姐住在南投，一開始、她每天固定搭最早的班車、轉乘來到醫院做治療。

我為她擬定的治療計畫，是先做放射治療五個星期後，再用大腸鏡檢查，看這腫瘤如何反應。

如果反應良好，腫瘤消失，大腸內乾乾淨淨，那就算成功了，不需要手術，只要把其他的治療計畫執行完，日後做追蹤即可。一般對於年紀大的患者，我會再加第一線口服化療藥。若年紀輕一點，則使用靜脈注射化療，除非影像有發現淋巴腺感染。如果檢查發現還剩下一點腫瘤，就以外科局部切除再化療防止復發，日後追蹤。而最差的結果是放療無效，只能開刀切除、裝人工肛門，但是這種情況很少。

很順利地，師姐屬於第一種。經過一段時間的治療後，起先因腫瘤壓迫的血便等種種症狀，也漸漸恢復正常。平時喜怒不形於色的她，眉心日漸舒坦，看起來更加自若。

曾有人問她，為何不去大的醫學中心治療？她說，不知這是一種指引還是緣分，感覺在這裡的治療很好，結果證明也是好的。

從別人口中得知我都會帶著癌症患者一起出國旅遊這件事，師姐很是感動，特意搭車前來醫院，跟我說杭州那邊的大佛寺與她的佛寺平素交誼深厚，如果有機會去大陸的話，只需告訴她、打聲招呼即可安排。

「蘇醫師，您可以帶病人去走走，佛教聖地法喜充滿。」

我謝過她，心裡想，這還真是個不錯的主意！

【理論】

知道「因」，才能杜絕「惡果」

首先，讓我們簡單聊一聊關於消化道的一些小常識。

一般食物從口中進入經過食道、胃腸，一路到最末端的肛門，這一連串的食物消化分解過程，都在消化道中被完成。

胃分泌胃液，肝分泌膽汁，很多人以為膽汁是膽囊製造的，其實是肝製造的。肝裡的膽管分泌膽汁後，儲存在膽囊；胰臟藏在胃的後面，分泌胰液，這三個消化器官分泌的就是消化液。往下接著的是十二指腸、小腸、大腸最後到直腸，這些稱為下消化道。

小腸是人體最長的消化器官，但卻比較少長癌症，反倒是直腸、大腸、胃、食道相對較常出現腫瘤。這幾個器官的腫瘤，目前大多都是以手術切除的方式來處置，若是胃或大腸的腫瘤，手術後還會加化療及標靶藥物治療。

由於腫瘤生長位置不同，術後使用的藥物也有所不同，相同的是很多人都以為治療就到此為止，會繼續使用放射治療的醫生並不多。

照常規，正確的處置方式應為手術後再加放射治療及化療，但很多醫院卻沒這麼做，以致於無法安頓好局部、最後發生轉移，就像近年新聞上看到多位演藝界人士，很多都是因大腸直腸癌合併肝轉移過世。

或許很多人會疑惑為什麼容易轉移到肝臟？其實是這樣子的，由於肝的血流十分豐沛，下半身70％的血液都會流回肝，然後經由肝再回到心臟。偏偏癌細胞比血球大，肝就像篩子一樣，細胞流過，大顆粒的癌細胞穿不過，便留下來停在肝臟裡滋長。這就是為什麼說肝是消化道癌症轉移的第一站，特別是大腸直腸癌。另外，癌細胞也經常藉由血液循環向外擴張，當這些細胞經過造血的骨髓或是肺部時，大量充沛的血液便容易讓這些出現變異的癌細胞在此停留生長。

為了不讓癌細胞從原發地跑出去「惡意旅行」，我們要堅決讓它在轉移之前，就先把局部處理好——**也就是，當我們知道什麼是真正的原因，把「因」去除，就可以杜絕「果」的發生。**

【決策】

找對「因」，規劃正確的治療對策

一般人在外科開完刀之後，化療打了一段時間沒效果，醫生就換藥。有些患者一直換藥換到沒體力，也沒勇氣再與病魔纏鬥下去。因為**很多人不知道切片檢查得知若是腫瘤，其實是可以直接找腫瘤科醫師諮詢的。**

七年前，有一位快八十歲的阿嬸得了迴腸癌，腹痛緊急開刀，當時腫瘤都長穿腸子了，淋巴也感染，預後非常不好。五年前，一個才四十歲左右的胃癌患者，是個攝影師，當時十分嚴重，這兩位我都為他們做了化療加上放療，定期追蹤，到現在都已過了好幾年。

即便到現今醫療這麼發達，但**依舊存在著醫病間嚴重的資訊不對稱的問題**。

倘若醫生、病人及大眾都能透過這本書更加了解腫瘤，或窺知這其中蘊藏的治療祕密，相信會減少非常多癌症的轉移，這樣一來台灣癌症醫療的存活率提高，可以造福更多的人。

臨床上，除了食道與直腸之外，消化道癌症都是以手術、化療及標靶藥物為主要治療方式，所有的醫療前輩都是這麼教我們的。

但，這是對的嗎？

再說說我在哈佛醫學院進修時得到的啟發。我的恩師 Dr. CC Wang 建議我去放射腫瘤的消化道部門觀摩，去了之後跟著指導醫師泰波（Dr. Tepper）學習，他跟我說了一個鮮為人知的祕密：泰波醫師跟他的老師葛德森醫師（Dr. Gunderson）曾一起做過一個研究，題目是「消化道癌症在臨床造成治療失敗的原因」，他們曾解剖過兩百具大體，發現醫學診斷上，從胃到大腸的腫瘤經切除後有三分之二會發生腹膜轉移、肝轉移與遠端轉移，轉移到肺、肝或骨頭，病人因而致命。

但是腫瘤轉移是真正致命的原因嗎？錯！

他們發現很多病人在被診斷為轉移之前，局部，也就是手術的部位及附近的淋巴腺早就復發了，臨床所見的只是結果，並非原因。如果追根究底，會發現就如大體解剖所見，腫瘤雖轉移，但轉移之前，其實局部早就先復發了，但這復發沒被發現、沒被控制、也沒被處理，時間久了腫瘤自然就轉移出去了。所以是局部復發在先，這是原因；而遠端轉移在後，這是結果。何者為因？何者為果？如果可以先弄清楚因果關係，就可以大幅提高治癒率。知道原因，就有對策，就容易找到解決的辦法。病人治癒存活，會回來我的門診追蹤，他們會一直感謝我，他們對我說，跟他們同樣症狀差不多時間罹病的朋友，現在都已經不在了，而他還活著。他的親朋好友、鄰居同行若是問到，他們就會得意地說：「是蘇醫師啦！仁愛醫院的蘇醫師，他把我的病都醫好了！」

我的病人存活了，用他們的再生來回報我，同時，用他們的生命在幫我宣傳。

找到真正致病的原因，這就是治療癌症的祕密！

癌症治療失敗的原因，局部復發、淋巴腺復發及遠端轉移或其中兩者並存各占三分之一，三者之間很有關聯，消化道腫瘤就是典型的例子。當局部控制得好，其他可能造成治療失敗的原因自然就會下降，治癒率也就提升了。所以，理解真正的原因，非常重要！

第 5 章

罹癌懷孕
還能有幸福嗎？
懷孕與癌症治療

近年來罹癌年齡有下降的趨勢，年齡小、年紀輕早已不是排除腫瘤的因素。

懷孕中罹癌、適婚期罹癌，如何治療？

治療過程中，如何保全胎兒、如何保留懷孕能力，是一個很重要的課題。

要知道，**並不是罹癌就喪失生育的權利！**

在生命的分岔路口回首

蕙婷說，生命開了她一個玩笑。

第一次見面，話才說出口，診間都靜默了。

數月前，四十多歲的蕙婷懷孕了。這是她和家人期盼多年的孩子。

結婚多年一直沒懷上寶寶，先生又是家中獨子，所以這個新生命的到來，不僅帶給他們夫婦倆極大的喜悅，大好消息也讓公婆一樂、忙著手舞足蹈地向近鄰遠親報喜。

然而懷孕的第二個月，她卻被診斷得了乳癌。

「當時我眼前一黑，但下一刻馬上想到的是：我要保住這個孩子！」

當下她決定誰都不說，不吃藥、不治療。跟家人編了個理由換了間婦產科。

蕙婷與先生感情非常好，她不願意因為接受治療而犧牲孩子。她告訴我，在確診之前她早就想好了，倘若真的是癌症，為了幫先生守護這個孩子，她會守住自己罹癌的祕密。

由於孕期中女性體內的荷爾蒙大量分泌，母體為了讓子宮環境穩固，動情激素及黃體素濃度會變得很高。這是上天的奇妙安排，能讓胎兒在母親豐沃的子宮中安全成長。但因為荷爾蒙的濃度高，也就促進了乳癌的生長速度。

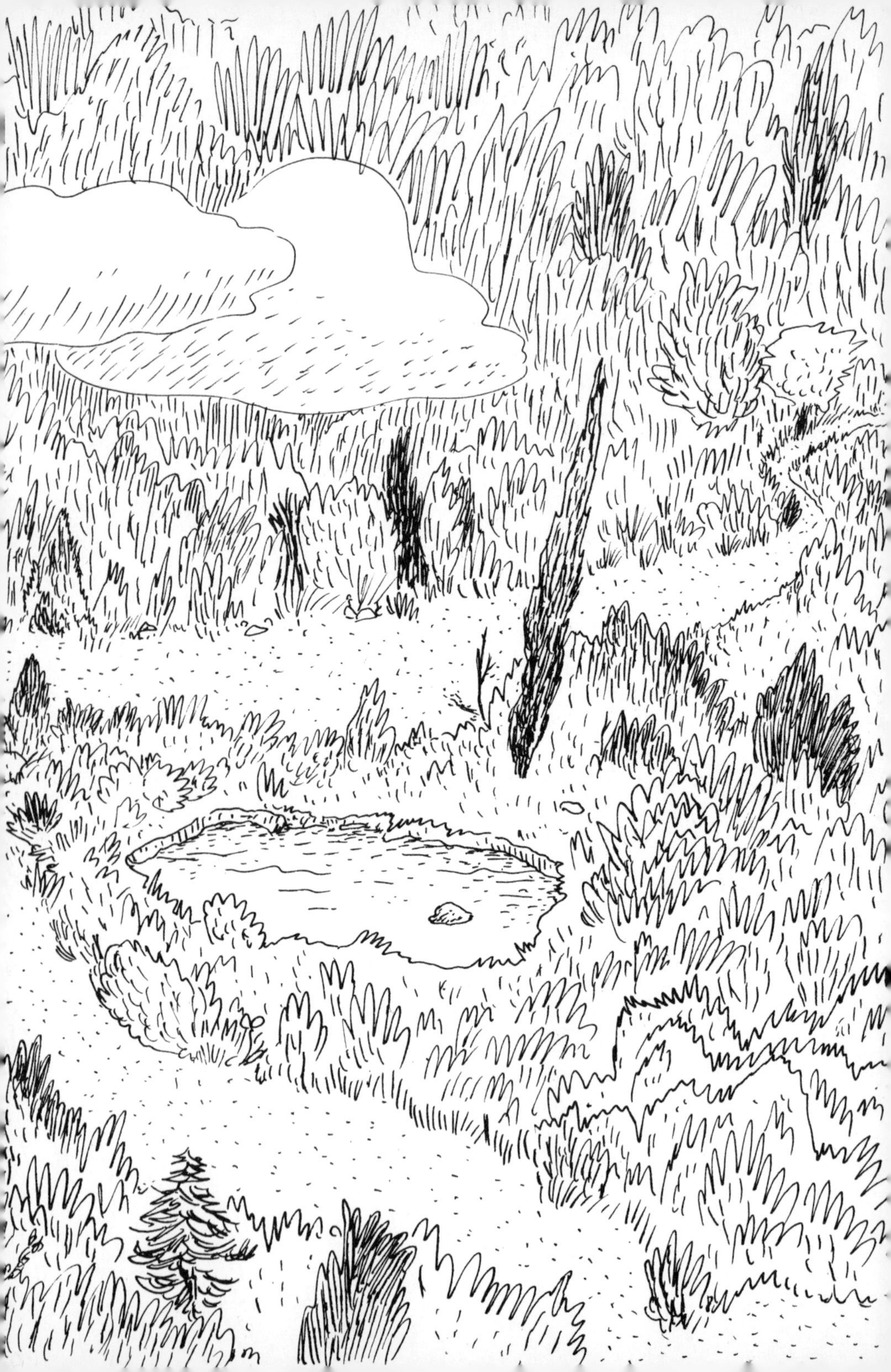

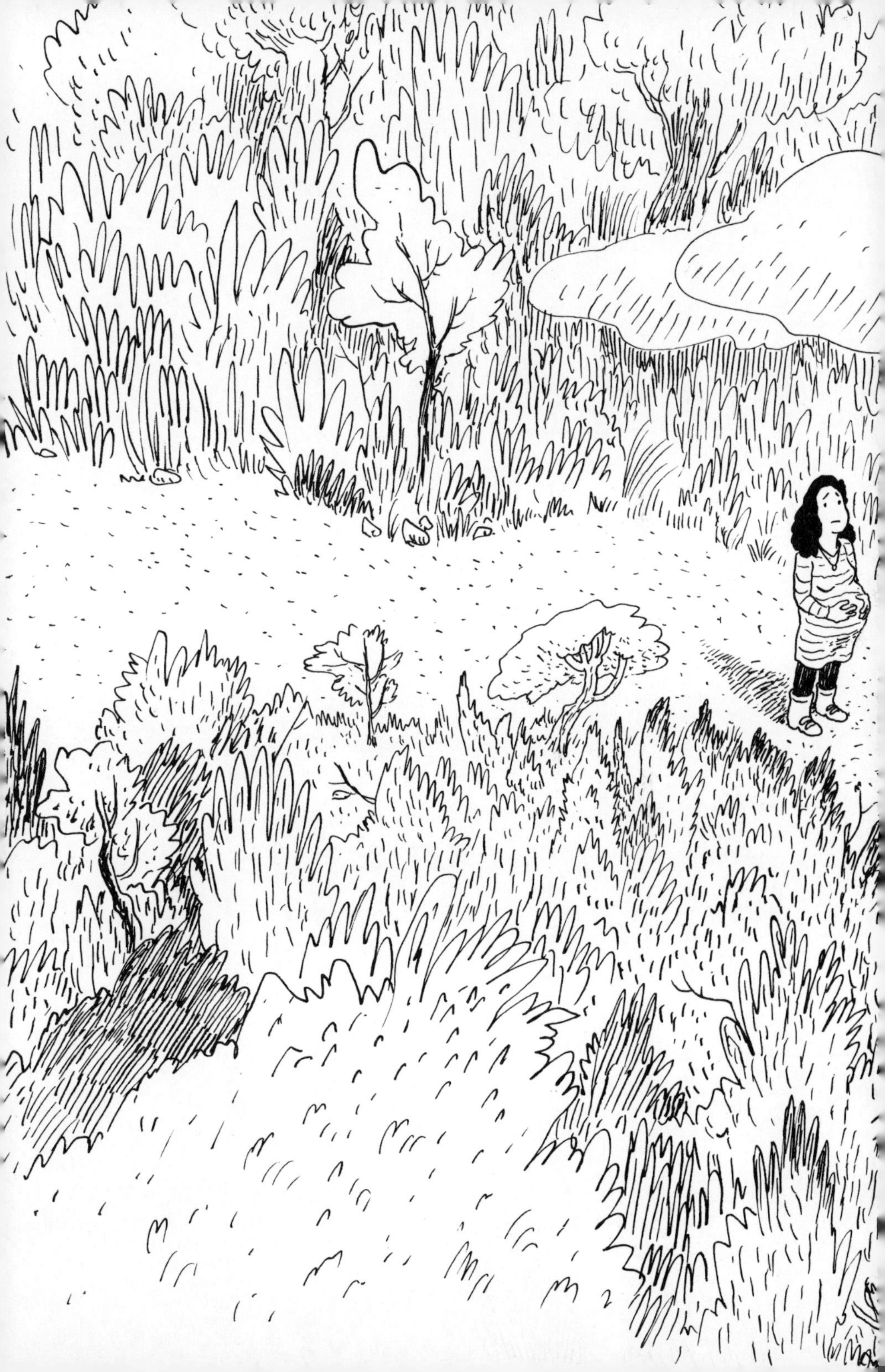

直到她的孩子足月生下來時，腫瘤大概也已成長到三倍大小，且腋下淋巴腺已轉移了。生產後她開始到處求診，想求得一線生機。

「之前，我曾想過，為了保住我的孩子，死也無妨。」晶透的眼淚條地滴落下來，在緊握的粉紅色巾帕上立即濺成一朵朵豔麗的紅花。「可是醫生，我現在真的、真的好想為他而活……」

醫者，仁之心。我張開口，卻想不到安慰的詞語。

說不出口的是，妳怎麼會這麼傻？

在那個抉擇的路口，妳曾有過另一個機會的，妳知道嗎？

這是在醫療的現場，十分令人心痛的故事。

倘若她早一點來找我，我會告訴她可以有另一個選擇：提前終止懷孕——不是墮胎，而是與婦產科醫師商量，利用進步的醫療技術讓孩子早點成熟（如肺部）。另將胎盤先催熟就可以讓孩子先生出來。這樣一來，腫瘤科的醫生就有機會讓她趕緊接受乳癌的治療。母親既不用承受單獨留下孩子的煎熬，也不會有再回頭已是百年身的遺憾。

又甚或，當時如果能以適當的方式處置，在進行乳癌化療一陣子後，只要在允許的範圍內就可以不影響生育功能，或許她還能再擁有第二個孩子。

然而時間一拖延，一切都來不及了。

她卑微的期望在不久後，便被轉移猛烈的癌症無情吞噬。留下牙牙學語的孩子，而這孩子並不知道，深深愛著他的媽媽已經在他的生命中永遠缺席。

癌症並非一個急症，在你發現它的時候，可能是正處於人生某個重要的時間點，比方即將要結婚或懷孕中，或者是事業剛剛要起步。

很多人在當下不知所措，慌張地在僅有的認知選項裡做了自認為最好的決定，面對像這樣的境況，我總不忍去責怪他們的錯誤；但若有機會，我真的希望讓更多人知道，他們還可以有更好的選擇。

面對子宮內膜原位癌的選擇

依蓉才過了三十歲的生日，因為非生理期間不正常出血，在婦產科檢查時做了切片，標本送病理科化驗。第二次回診時，被醫生告知她得了子宮內膜原位癌，而且是高度惡性的原位癌。

「原位癌是什麼？癌症嗎？為什麼？我明明還這麼年輕！」

「是癌症第幾期？我還能活多久？」

很多人跟依蓉一樣，對於原位癌這個名詞陌生。

我告訴她，簡單來說，原位癌就是長在皮膚或黏膜的最表層、尚未穿過基底層前，最早期的癌症。雖說有一個「癌」在裡面，但也還算不上一個侵犯性的腫瘤。確認為原位癌後，還需看它侵入的程度：低度惡性的子宮原位癌，可用局部切除的方式處置，但若已經到達嚴重的分化不良程度時，經過一段時間，在這些細胞裡面可能出現癌化的現象，成為侵犯性的腫瘤機會就會變得非常高，也就是說高度惡性。如果又沒有處置的話，日後發生子宮內膜癌或子宮頸癌的機率會變得非常高。

「我現在已經是高度惡性的原位癌，是不是要把子宮拿掉才是最能根除癌症的方法？」依蓉非常驚恐。

實際上子宮內膜癌又跟子宮頸癌不大相同，因為子宮頸看得到，技術上來說以圓狀切除的方式處理；但是子宮內膜的腫瘤很難，尤其當正在進行的狀況只是原位癌，如果只用刮除的方式，不大可能完全刮得乾淨，臨床上有時會採用較為積極的方式，也就是說：既然它有百分之七、八十以上的機會變成癌症，乾脆就把子宮拿掉算了。

但眼前的她還這麼年輕。

依蓉的男友站在身邊，左手緊握著她，一邊輕聲安撫。

我微笑問他們，「你們有結婚、生BABY的打算嗎？」

他倆微微驚訝地互看一眼，「當然要！」男友保護性地直覺反應。

依蓉點點頭，但鼻頭紅了起來，「我們是有打算啊，可是現在……」

「很多子宮內膜或子宮頸的原位癌被診斷出來的時候，尚未變成侵入性腫瘤，距離病變成為癌症還有一段距離，在積極治療前，我們爭取一些時間。」我繼續說，「如果你們有結婚計畫的話，建議你們提前舉行，生完孩子之後我們再開始治療，這是最好的方式。」

「如果想要更抓緊一點時間，可以到婦產科諮詢，可以打排卵針的方式或以不孕症來治療等方法來懷孕，從懷孕到孩子出生最多只需要九個月的時間……這或許不容易，但我建議你們可以認真思考一下。」

過了一年不到的時間，依蓉回來找我治療。她跟我說，那時的男友——也就是現在的先生，以及婆家都非常感謝當時我給的建議。因為在一開始得知罹癌時，她的第一反應只想快點將癌細胞切除，當下只想著生命都怕要沒了，哪還可能去考慮日後的生育問題？！現在兩人有了一個健康可愛的寶寶，生活十分幸福，這樣的氛圍讓她可以安心做治療，即便治療中會失去子宮，以後也不會有太大的遺憾。

看到她這麼開心，我心中著實也替她感到欣慰。

這是腫瘤科醫師的職責，現今癌症有年輕化的趨勢，腫瘤科醫師必須提醒患者那一些他們沒有思考到的事情。尤其當這個癌症的治癒率很高時，更應該要為他們考慮、做好醫療規劃，讓他們在癌症療程結束後，還能保有生育的功能。

年輕男性的精原細胞瘤

其實不只是女性，之前來到我這邊診治的年輕男性也不少。

阿碩才二十四歲，年輕氣盛，原本什麼都不太在意。直到其中一邊睪丸特別腫大時就醫，才被告知得了睪丸癌，也叫做精原細胞瘤，這腫瘤好發在二十至三十歲間。

它的腫瘤行為是沿著淋巴腺向上走，所以必須要對睪丸的術後位置及淋巴腺進行放射線治療。而這治療，除了影響睪丸、儲精囊以外，在治療過程中體內也會受放射線散射量的影響。也就是說，即便日後痊癒，精蟲數量一樣，但因無法判別這是好的精蟲或是受過傷的精蟲，因此會影響到生育品質，也就是說可能在十年、二十年後反映在孩子的身上。而這在臨床上很難檢查得到。

後來他接受了我的建議，選了間精子銀行將精子保存起來，大約進行三到五次就足夠了。日後便可以利用這些健康的精子孕育下一代。

【理論】

生育能力與癌症治療的關係

現今罹癌的人數與三十年前相比，全台灣的年癌症確診人數相差將近十倍，其中最明顯提升的三個癌症就是肺腺癌、大腸直腸癌以及乳癌。如果說肺腺癌是因為基因、空氣污染的關係造成較大影響的話，那麼大腸直腸癌的發生就是與現代的飲食習慣，也就是前面提過的微環境有關係。

除了癌症的排名變動外，罹癌年齡也明顯出現逐漸下降的趨勢。根據統計，全美每年有十四萬年齡小於四十五歲的人罹癌。年輕族群對世界新奇事物的專注勝過於對身體健康的注意，飲食、睡眠習慣時有紊亂，或毫無節制地徹夜不眠。再加上現今大環境的空氣、水質污染、加工食品過多等因素，雪上加霜，使得低年齡層的癌症發生率一再升高。

以性別來說，治療過程與生育能力比較相關的，年輕男性好發的惡性腫瘤有何金氏症、睪丸癌、肉瘤及腦瘤，年輕女性好發的有乳癌、淋巴癌、卵巢癌及腦瘤。

每個癌症都有可能使用到不同的治療方式與組合，而不同的治療工具對於生育能力的影響也有所不同。在此，介紹一下最常見的治療工具：手術、化學藥物與放射治療，另外，現在還有標靶治療以及免疫治療。

第一種是手術。手術通常都是局部性的治療，除非是直接對於性腺的切除，比方說女性病患得到卵巢癌、或子宮內膜癌直接切除，這樣會直接影響生育功能外，其他的傷害比較輕微。

第二種容易影響生育功能的是化學藥物治療。傳統的化療是以細胞的毒殺作用來消滅癌細胞，所以人體裡面所有分裂比較快的細胞，就會受影響。許多人打了化療之後，毛髮會開始掉落、或者容易嘴破就是這個原因。部分藥物會影響到骨髓裡的白血球功能，若下降得太快甚至會引發敗血症。除此之外，還會影響性腺，也就是男性的睪丸跟女性的卵巢。所以在懷孕時如果要使用化療，需進行審慎評估。

除非是危害較大的藥物，一般來說會造成永久不孕的機會較少。若是化療時間不長、病患本身年紀輕，加上醫生安排得當，通常治療後恢復功能的機會就能提高。

第三種是放射線治療。例如子宮頸癌的治療必須照射骨盆腔，由於性腺對於放射線是非常敏感的，因此只要對性腺的直接照射超過五次就會造成不孕，而且這是不可逆的，沒有恢復性。

另外，頭頸部腫瘤患者在使用放射線治療時，因為可能會照到腦的底部，所以也會影響腦下垂體的功能，進而間接影響生育功能。倘若是還有生育計畫的癌症患者，在許可的範圍裡，儘量遠離放射線照野（放射線照射的範圍）是最好的方式。

第四種是標靶藥物。標靶藥物一般用於有特殊基因突變的晚期癌症，例如非小細胞癌、肝癌及腎細胞癌……等等，抑制腫瘤生長的過程，使癌細胞發生自然凋亡。

第五種是免疫治療。免疫治療是透過活化免疫細胞來加強免疫反應，以達到殺死腫瘤細胞的效果，通常使用於晚期或對於化學療法無效的患者。但免疫治療需要進行特殊的檢測，並不是每個人都有效。

後兩種，標靶藥物與免疫治療，通常建議在治療期間或是停藥後至少四個月的期間不適合懷孕，必須進行有效的避孕措施，因為藥物會透過胎盤對嬰兒造成傷害。

年輕人罹癌，無論男性女性——有些人未婚、或者有些人結了婚還沒有小孩，這樣的族群都是適合生育的年齡，在治療過程中，醫生如何一邊提升癌症治癒率，一邊兼顧為她或他維護生育能力，就成為一個重要的課題！

兼顧治療與保留癌症病人的生育能力

我一直認為，癌症治癒的最高境界，就是要讓病人回去過「正常的生活」。什麼叫做正常生活？該上班的去上班，該上課的去上課，該休閒活動的不用躺在病床上，該成家的就讓他們擁有正常的家庭生活。

像上述例子，對於未婚女性或者是已婚未有孩子的年輕婦女，這類適婚年紀女性的診療方式，應先確定診斷、確定期別、評估她的身體狀況，之後在做癌症治療計畫時，一定要考慮她的生育問題並與她進行討論。

日前有位來自馬來西亞的女孩因為直腸癌來我們醫院求診。由於放射治療照野的關係，若立刻進行治療，比方說骨盆腔照射後，一定終身不孕。考慮她的年紀與治療方式，最後建議她先去凍卵後，再啟動治療。

這些決議都需要腫瘤科醫師慎重的判斷及安排。

【決策】

依據病人的狀況，提供最適合的治療方式

在臨床上可保留癌症患者生育能力的治療，大致分成三個區塊。

一、治療前生殖能力的保存：男性可使用精子銀行、女性可使用凍卵或者是冷凍胚胎等冷凍保存方式來保留生育能力（但須注意過程中是否使用荷爾蒙，荷爾蒙對於腫瘤治療是敏感而有影響的）。

二、懷孕中接受癌症治療：任何治療對胎兒的影響與懷孕的時間都有關，特別是前三個月，對胎兒器官生成影響最大，即使孕期大於三個月仍會有影響，因此也必須評估。如果因某些原因一定要保留胎兒，應由婦產科、小兒科及腫瘤科三科會診，共同決定治療計畫，婦產科使用適當藥物，使胎兒肺部早日成熟。目前台灣地區的經驗，胎兒在25～28週以上出

生，存活機會很高，新生兒科的胎兒照顧也很重要。如果一切如計畫順利完成，母親就可以提早進行癌症治療，提高母子均安的機會。

三、治療後生殖能力的恢復：如果無法完全恢復生育能力，另可使用睪丸精子萃取取出術或是使用精子捐贈的方式（捐贈者精液採用）。而女性可使用生育測試管——凍卵或冷凍胚胎的方式去保存。凍卵及冷凍胚胎保存，通常在攝氏負 190 度以下，而且可以使用的時間很長。

一般建議在治療後兩年再懷孕較佳，可減少胎兒先天異常的比率，此時也已超過癌症復發的高峰期，對於養育下一代也較好。目前證據顯示，懷孕並不會加重癌症復發率，包含乳癌。

懷孕中是否該延遲治療？或是等生產後再治療？要終止妊娠或提早生產？這都需要腫瘤科醫師臨床判斷。像前面提到蕙婷的狀況，最好的處置方法就是提早生產；又或者另一種狀況，患者已經生了三個孩子又懷孕，可以建議她考慮終止妊娠，接受治療。

為了保有癌症病人生育能力的狀況，我認為腫瘤科醫師在做治療之前需要慎重考慮以下幾個因素：

1. 腫瘤的種類
2. 腫瘤的擴散狀況
3. 妊娠的週數
4. 治療的方式與劑量
5. 體內荷爾蒙對疾病的影響

最後我想提醒一下腫瘤科醫師的責任：

1. 提供正確資訊
2. 討論生育與治療的關聯與風險
3. 視需要轉介到婦產科、泌尿科或精神科
4. 回答病人關於生育後新生兒可能的併發症

我期望，讓患者在被治療的同時，也能協助他或她擁有更美好的人生！

第6章

如何治療變動中的癌症？
了解癌細胞行為
治療泌尿道癌症

常常看到膀胱癌的病人，接受治療後屢次復發，復發時每次接受膀胱鏡合併刮除術，接著打卡介苗做膀胱灌注治療，有些病人的次數甚至高達八至十次，這樣的醫療處置需不需要多一些思考？一次又一次的重複進行手術刮除對病人並無好處。膀胱是動態器官，膀胱癌的治療計劃應該要用動態思維來做管理。

羅爸是典型的紳士型人物。整潔的格子領衫搭配盾型飾釦波洛領帶，風度翩翩；配上一頭銀白短髮，來到醫院做檢查追蹤時，經常會被誤以為是某某大學的教授。

「玩回來啦？羅爸。這次去比較久喔！」一進診間我招呼著他坐下。

「唉呀！蘇醫師，拜您所賜、拜您所賜！」

他才又去歐洲繞了一圈剛回到台灣。兩年前在我這邊的治療結束後，這位長者突然好像頓悟了什麼，開始環遊世界起來。

幾年前他小解時發現有血尿，起初不以為意，但到後來漸漸出現狀況，到最後想解卻解不出來。打電話給女兒帶他到醫院掛急診，那時血塊已經阻塞尿道。

泌尿科醫師緊急為他做膀胱鏡檢查，這一檢查，發現膀胱裡長了很多的腫瘤，聽說當時刮除出來的腫瘤幾乎等同一個小碗的量。

「膀胱癌三期啊！那個醫生說。」羅爸憶起當時的情況，「蘇醫師，當時的我怎麼能想到自己還能夠像現在這樣出國四處去走走？如果當時我沒遇見你，我就是掛著尿袋，只能在自家庭院散步的老人啊！」

「不會啦，您看起來既年輕又健康。」我拍拍他的手背，看著診間電腦上的報告。

在我這裡的膀胱癌患者不少，但復發的患者卻極少。祕密在於我知道，只要用了對的治療方法，就能從根本控制住這個麻煩的癌症！

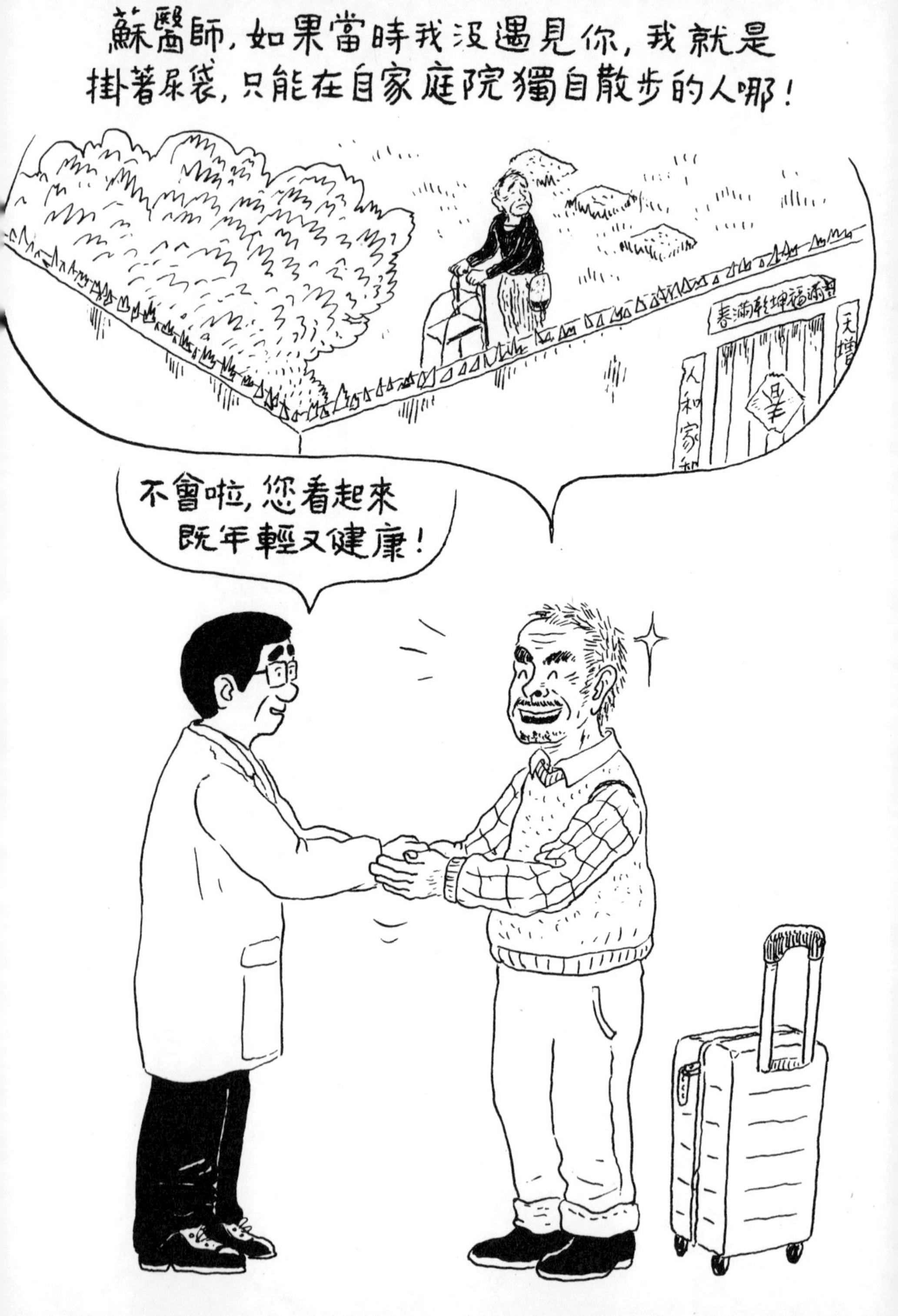
蘇醫師，如果當時我沒遇見你，我就是
掛著尿袋，只能在自家庭院獨自散步的人哪！
不會啦，您看起來
既年輕又健康！

治療準確，有效控制多發性癌症的復發

沒接觸過膀胱癌患者的人可能會疑惑，為什麼說膀胱癌麻煩？如果你身邊有得了膀胱癌的朋友或家人，就會經常聽見什麼時候又要再去醫院做刮除云云。刮了又刮、反覆復發，好像永遠根除不盡一樣。

其實從腎盂開始往下的泌尿道系統，例如輸尿管、膀胱，這些器官有一個共同的特徵，就是它們的細胞形態完全是一樣的。就好比不同的房間鋪了一張相同的地毯，這些反覆出現的腫瘤是親兄弟又屬多發性癌症，這次出現在右邊牆壁，下次就是左邊牆角，膀胱癌就有這個特性。

這就是為什麼有些病人已經刮了七、八次，做了治療、也定期追蹤，還是復發。倘若每次都硬刮，到最後膀胱有可能破裂；再者，長期刮除不乾淨，侵犯到肌肉層，勢必一定要開刀，犧牲膀胱，運氣不好的時候，腫瘤也可能會順勢往上長。

羅爸就是這樣的例子。他拒絕做全膀胱根除術及人工膀胱，「都八十多歲了，人生瀟瀟灑灑。既然好不了，我何必讓自己沒多久的餘生掛一個尿袋？」第一次見面的時候，他連抬頭看我們一眼都不願意。

羅爸的兒子站在一旁說，「蘇醫師，我知道這很難，但我爸年紀也大了，只願意做一些不開刀的處置。唉！請您儘量就好了。」

我明白這種心情，一位年屆八十歲的長者，他對生活的期待已經不再是金錢物質，而是可以隨心所欲的心靈舒坦與尊嚴。

既然他不願意做人工膀胱，我們必須為他考慮替代方案，就是做放射性治療。但膀胱的放射治療，要說真正的困難處，在於它是一個「動態器官」。

膀胱不像腎臟一般固定，不會在體內等著乖乖被治療。一般狀況下膀胱每分鐘會有1cc的尿液匯聚進來，你無法控制它，面對一個動態的器官，在進入治療之前，就要考慮周延、做特別的計畫。

膀胱癌治療要做到最高境界，就是要讓患者解尿功能正常，同時又不會傷害到其他地方，而且重要的是讓他從此不再復發，所以治療的準確性非常重要。

羅爸說他從一度幾乎要切除膀胱，到現在這麼多年不曾再復發，非常感恩，因為經過了這一關，他知道人生不要輕易放棄。

「我以前都以為路是狹隘的，但遇見你之後，我知道如果不往前，或許永遠不曉得會在森林的哪一個角落，遇到一位魔法師——像蘇醫師一樣，如此樂意助人的貴人！所以我決定開始到處走看。偷偷告訴你，下個月我要去秘魯、玻利維亞！」

看著羅爸神采飛揚的樣子，整個人年輕了好幾十歲，叮嚀著他旅行安全。目送他背影時，我忍不住也微笑了起來。

動態的治療思維

癌症的變動性，不僅限於對動態器官的治療。像阿泰師一樣，第四期攝護腺癌到淋巴、骨頭都轉移時，做放射治療計畫的時候，也必須要以動態思維來處理。

阿泰師才剛過六十歲生日，是餐廳裡最資深的大廚師。大家幫他慶祝生日後的隔天，長久以來不曾缺勤的他卻請假了，原因是背痛到無法站立。

太太推著他進來診間時，輪椅上的阿泰師已經痛得不想講話了。第四期的攝護腺癌以及骨頭轉移之外，連後腹腔淋巴腺、骨盆腔淋巴腺都感染了，開刀無用。

「醫生說不會好了，說書上也都說不會好，」太太蹙眉看著忍耐中的阿泰師，用台灣國語說，「啊！蘇醫師，現在他阿揑痛，要怎麼辦？」

我請她先不要擔心，「他現在會這麼疼痛是因為轉移的淋巴腺壓迫到神經，在我們這裡做一陣子治療就會緩解了。」

但我們的目標，不只是讓疼痛緩解，還要一次性地讓被影響的部位都得到有效的控制。

這不是簡單的事情，必須擬定一個縝密的治療計畫。

因為他已經骨轉移，無法開刀，目前正在做荷爾蒙治療，之後還要加上放射治療。問題部位有三個：骨頭、淋巴、攝護腺，應採同時治療或分開治療？若採分開治療，時間上又該孰先孰後？

三者兼顧，就必得須處處斟酌、全面布局。

就位置來說，骨頭在後，淋巴腺在骨盆腔裡面，攝護腺在正中央。**放射線照射的照野安排，就是一大學問。**淋巴腺附近有腸子，後面是脊椎神經，進行放療時，如果淋巴腺照射太多，有可能會把腸子給照破；而如果脊椎的部分照太多，病人則有可能會癱瘓。但當我們一開始就多方考處，只要劑量的拿捏恰當、部位的順序安排得好、集中照射在需被治療的地方，其他地方就不會受傷。

再來就是治療中，必須時時監測治療反應。一開始他的攝護腺特異抗原指數（PSA）是一千兩百（正常男性需小於五），主要是因為骨頭轉移以及淋巴腺有問題，所以飆得很高。但好的是尚未出現肝、肺轉移。一開始的全面照射，到第五個星期時，他的PSA已經降到一百左右。表示這樣的劑量及照射，對他來說不只有效，且該被治療的地方都治療到了。這時候我調整了照射範圍，考慮正常組織的忍受力，一邊治療一邊時時觀測，範圍縮小到最後就只剩下攝護腺的照射。

過程中不斷監測，這是十分重要的事情。因為很多醫生處理的方式是固定時間、固定劑量、固定照野。但他們忘記了，**腫瘤是有生命的、癌細胞有它的行為，所以癌症治療必須是動態的，過程處理中，若沒有配合動態的因應準備，就無法有效提升治癒率**。

我行醫多年至今，比方上述的動態監測，有些醫生只做一次，我依然做三次。這也是為什麼我的治癒率可以比平均55%～60%提高到80%的祕訣之一。

醫病資訊不對稱的狀態下，多數患者沒有專業知識，以致無法辨別醫院方提供給他的是否是最正確的治療規劃。除非這位患者剛好遇見一位好醫生，能夠治療安排布局細膩，謹慎為他考慮病況，時時掌握醫療節奏，並隨時監控治療成果。

像阿泰師這樣攝護腺癌且骨轉移、淋巴又感染的病人，一般來講不易治癒，有些醫院會直接告知第四期的患者或家屬，回家準備後事。這聽起來殘忍，但卻是醫療現場經常發生的事情。

骨頭轉移的放射線治療才做了四個星期，阿泰師已經可以自由走路了。我繼續幫他做了兩個月的療程，剩餘攝護腺部分採用荷爾蒙的皮下注射跟口服治療。直到現在大概五、六年，原本嚴重的三個重點地方都沒再發現其他問題，也沒有惡化，相同的情況，有些病人已超過十年。

現在的阿泰師，一點症狀都沒有。活躍於餐廳的他，有時候還會因為忙而忘了回醫院拿藥。每次都笑嘻嘻、賠罪似地說，「不好意思啦，蘇醫師！你把我的病全都治好了，我就把自己生過病的事情全忘了咩！莫怪我啊！」

【理論】

掌握癌症特性，做全面性的治療

膀胱有很多個區域，上、下及側面，我們掌握腫瘤的大小與位置後，還要考慮膀胱癌具多發性的特徵。所以治療計畫裡的第一步，也就是在第一階段要做膀胱全面照射，因為膀胱癌具有多發性的特色，這時一定會先請病人去上廁所，待膀胱內部的尿液排空了，器官恢復成原來大小，就縮小照野，藉由影像導航系統治療照射的同時，我們便可清楚監測每回照射部位上有無差異。

此外、治療劑量在拿捏上也是重點之一，我們不能傷害到膀胱，也就是說經過照射，日後不會有組織纖維化的隱憂。等療程結束，膀胱不僅恢復原來功能，還可以預防下一次又長出新腫瘤的風險。

抓住癌症的特性做全面性治療後，第二件事就是讓原本的腫瘤不要再復發。

如前所述，膀胱是變動的器官，要如何讓腫瘤切除的部位追加照射呢?在第六個星期開始追加治療原來手術位置的時候，採取的治療與前面的方式要正好相反：我們讓患者在治療前先喝水脹尿之後，再來做照射。

我這麼安排，除了可以精準並確實照射腫瘤切除的地方之外，脹大的膀胱會將其他的腸子或容易受傷的部位推到旁邊去。集中照射劑量於腸子能夠忍受的範圍，膀胱脹大成氣球一般時，可以聚焦照射原來腫瘤的小區塊，也不用擔心會造成腸子的傷害。

簡而言之，**一開始要照射全部的時候，治療範圍要讓膀胱小一點，全面照射，這是預防；之後照射局部的時候讓膀胱變大一點，照射集中在一個地方（就是局部），且考量到其他正常的膀胱不致受到傷害，這是根除。**

使用這種方式治療，多年來我的患者從來沒再出現過併發症、甚或是復發的狀況。

這也是祕密的所在。講白了其實很簡單，我認為真正好的醫生是除了擁有精湛的技術，比方劑量拿捏以及照射的角度或方式是本身知識加上經驗之外，還多了一分幫病人考慮的心。**時間的累積變成了經驗，經驗加上努力，就是專業。專業再加上堅持，再加上柔軟的心，就是智慧。**

治療後讓病人回泌尿科照膀胱鏡，膀胱裡面乾乾淨淨。泌尿科醫師覺得很好，都說每位膀胱腫瘤刮除完後，再去找蘇醫師看過的病人都沒有再復發。

病人治癒了，回到原來的生活，無形中，病人用治癒的生命幫忙證實：這醫院的泌尿科很好，腫瘤科很棒！對醫院都是好的回饋。**身為這些病人的醫生，我也常常很感動，因為我的病人用生命在幫我宣傳。**

【決策】

治療後，依舊保留器官的正常功能

傳統治療依循傳統做法，但因為膀胱癌的腫瘤行為，造成很多病人不斷地被進行膀胱刮除術。這樣一次又一次的重複刮除，對病人的治療結果並無好處，也無法提升治癒率。身為醫生，應該想個替代方案，做個另類思考：如何使用不一樣的方法，避免病人一直重複做膀胱鏡與刮除術，既不必做膀胱切除，卻又能得到很好的治療結果。

泌尿道腫瘤最常見的是同類腫瘤——移形上皮細胞癌（urethral carcinoma），從腎盂、輸尿管到膀胱，這三個不同的部位，看似不同，但是環境類似；就好像三個連通的房間，鋪著同一張大地毯，所以當房間漏水地毯出問題時，不能只考慮單一房間的防漏，而應該三個房間都做預防處理，下個地方再有漏水時，根本就不必擔憂，因為早就做好預防。所以多發的原發病灶，需要整合一併考量，這樣才會完整，治療才能到位且防患於未然。

膀胱癌依世界治療指引，最標準的治療方法是利用膀胱鏡刮除術，以解決早期膀胱癌，再合併卡介苗膀胱灌注，以減少復發的機會。腫瘤一旦侵入肌肉層，則需要犧牲部分膀胱甚或全部的膀胱，但是犧牲了膀胱就會嚴重影響生活品質。是否有替代的辦法呢？這個替代方法必須確保治癒率，又能夠保有器官的功能，在控制疾病的同時又能讓功能依舊。

膀胱是一個動態的器官，無時無刻都有尿液經腎臟由輸尿管流到膀胱等待排出，如何安排放射治療使照射範圍精準很重要；而每位病人發病的位置不盡相同，如何確定並固定治療的位置也非常重要。因此，醫生必須判斷在多少劑量下，不會影響到病人膀胱的功能，也不會留下合併症，而且還要能幫病人爭取最好的治癒率。**癌症治療的最高境界，就是能夠得到好的治療結果，又能保留正常的器官功能。這是藝術也是祕密！**

刮除術：通常使用於泌尿道腫瘤（如膀胱及攝護腺），有些外科手術會使器官功能喪失，刮除術的主要目的是取代這樣的手術，有些時候需加以其他療法來達到治療的結果。

卡介苗灌注治療：透過膀胱內灌注卡介苗，預防表淺性膀胱癌或原位癌復發。

卡介苗是預防結核病的疫苗，它除了可以預防結核病之外，也可能拿來當成膀胱癌的治療手段，在切除腫瘤的癌症患者膀胱內灌注卡介苗，刺激免疫系統以達到預防復發的效果。

動態器官：會依照身體的功能（機能）而改變大小的器官，例如膀胱。膀胱是中空的、由肌肉組織包圍、可以伸縮變動大小的器官。膀胱的大小、形狀和膀胱壁的厚薄因所含尿液的多寡而異，人體平均每分鐘會增加1cc的尿液流入，因此膀胱的形狀會隨之改變。如何治療一個會變動的器官，也就是一個會變動的目標，很重要。

第 7 章

見樹也見林的
整合醫療方式
重視多發性癌症

癌症治療必須要有高度，醫生幫病患把關，將癌症地圖3D化，站在癌症3D地圖的制高點俯瞰，全面觀察，以免視野不廣，見樹不見林，造成遺憾。

同時，更要理解整合性醫療多麼重要！

阿好嬸這次來做治療後追蹤，手裡提著兩盒茶葉，高高興興地說因為快到中秋節了。

我說不需要那麼客氣，她回答說，「這是一定要的啦！」

大里仁愛醫院位於台中市的東南端，從近鄰的太平霧峰、彰投或雲嘉搭車來看診的病人很多。很多年紀較大或者家裡務農的患者前來表達謝意時，經常會帶著自家種植的水果或蔬菜前來。

年節時分，經常收到佳節糕餅點心這些質樸純粹的善意，有時我便不過分去推拒，因為這是他們傳達感謝的方式，見我收下時，他們臉上洋溢的笑容，對我來說也是一種善美的人間情分。

阿好嬸是我二十年前的病人了，記得她是九二一地震那一年來的，就在中秋節前夕。

起因是她的下體突然不正常出血，到婦產科做了超音波及電腦斷層後，發現是第二期的子宮內膜癌。安排了開刀摘除手術後，轉診到腫瘤科，接續做了術後放射治療。

圓圓的臉龐頂著短卷頭髮，聲音宏亮，看起來非常有精神。

每回來都述說著生活周遭大小事，對自己病況反倒不太詢問。每每確認她是否了解我的治療方法、問她有沒有問題時，她說：「嘸呢，先生你都講得足清楚欸！」

子宮內膜癌的術後治療在我的門診治療後持續追蹤了幾年，完全沒有再復發的跡象。

二〇一八年，大約也是近秋天的時節，一次追蹤檢查時，從電腦斷層裡我發現她大腸的乙狀結腸不正常增厚，問她最近排便是否正常，或者排便習慣有無改變、有無異狀？阿好嬸偏著頭想了一想說，「有喔，最近大便會有一點血咧！」

讓她去趟腸胃科，做了大腸鏡，發現她得了乙狀結腸癌。這與之前的子宮內膜癌並無關係，是另一個新的癌症。

「擱一個新的喔？啊這聲擱費氣了！（又一個新的？啊這下又麻煩了）」聽到報告後，阿好嬸這麼說。

她又問我，為什麼知道又長了新癌症？我說，原因很簡單。癌症是這樣的，在很多時候與病人本身的基因、家族史有較大的關係。我們讓病人治療後**定期追蹤，是為了兩個目的：第一、看原來的腫瘤是否有復發；第二、檢查患者有沒有出現其他的腫瘤**。這點我很堅持一定是要做得鉅細靡遺。阿好嬸得的是子宮內膜癌，子宮在骨盆腔，而骨盆腔後面就是直腸和乙狀結腸，只要細心檢查，就能發現。但這裡的腫瘤並不是轉移過來的，依影像及我多年臨床經驗判斷，這是新的癌症。

她似懂非懂地點點頭，但好像也不是太在意。我說她很豁達，她說，「你上次也把我醫得好好的，交給你處理就對了！」

在我為阿好嬸安排開刀、做完放射治療及口服化療後的今年春天，第三個癌症又找上她了。

她說最近經常感覺頭痛、頭暈。診所醫生說那是感冒症狀，「但我藥水喝一喝嘛毋卡爽快哩！」她說，連走起路來好像也有點不太方便的感覺。

我摸摸她的頭頸，覺得不太對勁。

安排她做了電腦斷層檢查，就看到腦部有一個四到五公分的腫瘤。因為之前的子宮內膜癌跟乙狀結腸癌都控制得很好，所以她平常只需要半年回來檢查一次即可。沒想到就在這期間，又出現新的腫瘤！

這是第三個新的癌症，而且是肉瘤，是腦裡面很惡的那一種。由於腦癌不能只做放射性治療，所以必須先手術將腫瘤拿掉後，再做放射性治療，以減少復發的機會。

手術前，我向她說明了所有的流程，拍拍她肩膀要她別擔心。阿好嬸說，「煩惱是袂煩惱啦！我只是在想說，不就好加在有早一點來問你！我都當作是年歲大頭殼痛而已。」

於是阿好嬸又開始了第三個癌症的治療。有時候她會開玩笑，「這樣一次上面下面都齊全了，下次不會又是我了吧？」一點都不像是年紀大的人會忌諱，玩笑般地跟醫護人員說著。反倒是護理人員說，「唉唷！阿桑，妳怎麼會這麼講啦？」

阿好嬸指著診間的我說，「人攏講貓有九條命，啊，蘇先生就救了我這麼多條命哩！」

聽起來沒有什麼邏輯的話。但是我知道她是真心相信我會認真為她把關且幫她治療的人，我感到非常欣慰。

「先生，你一定要泡來喝喔！那個茶米真的很好喔！」離開前阿好嬸再次叮嚀。

「好、好，下次毋通攜這麼好禮啦！」我也用台語回她。

阿好嬸看完診應該已經離開了，沒想到她又探頭進來說，「先生，你一定要打開來看喔！裡面還有點心啦！足好吃的啦！」

我與護理師不禁失笑，看著她回答說，「賀啦，賀啦！」她才滿意轉身離開。

笑意還未收，憑我直覺一想，不太對勁！讓護理師去打開，果真看見壓在茶葉下有一封厚厚的紅包。

行醫多年，**我是堅持絕對不收任何紅包的**，這是我對天發誓過，所有我身邊的醫護人員都知道的事情。

跟在我身邊已經多年的護理師一看我的表情，抓著袋子馬上就追出去，喊著「阿姨～阿姨～」

只看到阿好嬸健步如飛地快步走出醫院，根本不像是得過三個癌症的病人啊！我只好要求護理師，下次等她前來追蹤時，一定記得要交還給她。

三個月後，阿好嬸又回來複診，狀況很好。護理師把紅包還給她，她堅持不願意收回；我用堅定的語氣告訴她，我只是盡醫生的責任與使命，我對天發過誓絕不收紅包。她只好聽我的話將紅包收回，丟了一句話說，「醫生，啊你哪ㄟ安呢？」

站在制高點，才有廣闊的視野

基因造成的癌症經常今天檢查還沒看見，下次悄悄地就冒了出來。但無論如何，身為腫瘤科醫師一定要為患者細心把關，提供他們完整檢查的方法。

而站在患者的立場，當一個人面臨癌症的時候，想必心裡一定是煎熬的，歷經否認、憤怒、抑鬱直到妥協、接受，是非常需要家人的陪伴與支持。

袁先生就是這樣一直支持著他的太太。

二〇〇七年初見他們夫妻時，袁太太已是胃癌第三期。原本是嚴重的胃出血，開刀後發現是癌症，當時連淋巴腺都感染了，預後不太樂觀。

當我開始解說的時候，袁先生立刻從黑色的包包裡面取出一本厚厚的筆記本，開始記錄。上面貼了大大小小的看診單、藥品說明單以及手寫的便利貼。

詢問袁太太症狀的時候，先生迅速地翻開筆記本的某一頁告訴我們，幾月幾日、幾點幾分、什麼樣的症狀、去了哪間診所、醫院做了什麼處置等等。

這讓我們可以更迅速及準確地掌握狀況，護理人員們都對他手上那一本密密麻麻的紀錄感到十分佩服。

夫妻兩人工作多年，終於等到太太也屆齡退休，正要好好享受人生之際，竟然聽到了罹癌的消息，夫妻倆十分驚愕。雖說家裡孩子都已經長大，但離成家立業還有一段時間。

袁太太說，「我也思考了很久，我知道生老病死是人生的過程，可是……」話語未歇，先生立刻將雙手按上太太的肩頭，輕拍著安慰。

我要她別氣餒，只要按時接受治療，情況一定不會比現在更糟的。

夫妻倆相視微微點了頭。

經過了一段時間的治療後，袁太太情況改善許多，食慾恢復正常，氣色也變好了。

雖然大部分時間都還是由先生詢問、先生回答，但從眉宇之間看得出來，兩人已經不像之前那麼憂心忡忡。

對話中袁先生提到，大兒子也是在醫療院所工作，他們一直以來的習慣是，在某個醫院治療一段時間沒有改善，馬上就會換醫院。

「因為不想浪費時間！」跟詳盡記載過的筆記一樣，遇到問題就要快速解決。他說，「但這次，也不知道是不是來對了，感覺蘇醫師的治療方式很合適太太的身體，我們就不再換院了。」

初見面冷漠嚴肅的外表加上對太太照顧得無微不至的態度，經過幾次的相處，我們也漸漸能理解這樣的反差。原來那些手寫的病情紀錄、副作用反應以及買書研讀後打破砂鍋問到底、想將一切狀況都掌握在手裡的表現，一再演示了對太太的關心以及暗自隱藏在心底的滿滿焦慮。

不管是病人或者是家屬都是需要被支持的。而我們醫療人員能做的也就是盡力做到完善，消除他們的所有疑慮，讓他們不再擔心，接受治療。

二〇一一年，袁太太的脖子上長了一個腫瘤，一般來講都會被認為是頭頸部淋巴轉移，但我覺得不是這樣。安排了外科檢查後，果真是甲狀腺癌，另一個癌症。

在治療期間，袁太太經常會想念在南部的家。袁先生便載著她，陪她看山看海，一路南下回去娘家小住。之前由於胃癌切除了部分的胃，不能吃太硬的食物，袁先生有時也會下廚烹煮一些營養又適合太太的料理讓她吃。護理人員時而誇獎他，他靦腆笑說，「老婆是自己娶來的！（不自己照顧）不然能怎麼辦？」

治療追蹤的這些年，幾個孩子漸漸成家立業，家裡也添了小孫子，夫妻倆也從父母的角色變成了好幾個孫子的阿公阿嬤。原本不預期能看見孫子出生的袁太太，在一次提及小孫子們調皮可愛的模樣時，說著笑著竟然就流下眼淚，哽咽地說了一句，「謝謝您，蘇醫師！」

去年底，我在她的肺部發現了一個結節。由於前面已經有兩個癌症了，所以得下一個癌症機會比正常人高。安排她手術後又做了嚴謹的檢視，我確定這部分不是轉移過來的，而是肺腺癌，她的第三個癌症！

「關關難過關關過！麻煩您了，醫生。」袁先生闔上筆記本後如是說。

後來聽護理人員轉述，袁太太在治療中曾說，連續得到三個癌症，她真不知道是因為上天太愛她，要催促她快點「回去」；還是為了讓她把這些年的「捨不得」，慢慢磨練成「能捨得」，才讓自己來到這個醫院、遇見蘇醫師。

有年輕的醫生問我，為什麼總可以在第一時間把握到新的腫瘤？

我認為這是視野的問題。

讓自己站在制高點看全體，就會有廣闊的視野。

比方說做腸癌檢查，一般醫生不會去注意到可能肺部裡面有亮點；或做肺癌檢查時，卻沒看到肝裡面有影子。像袁太太的例子，三個癌症不在同個環境，離得又遠，如果沒有觀看全體，便很不容易被發現。

尤其像基因問題造成的癌症，往往都是在我們掌握之外的，不要說患者不知道，我猜想很多醫生也沒有特別留心過這種問題。

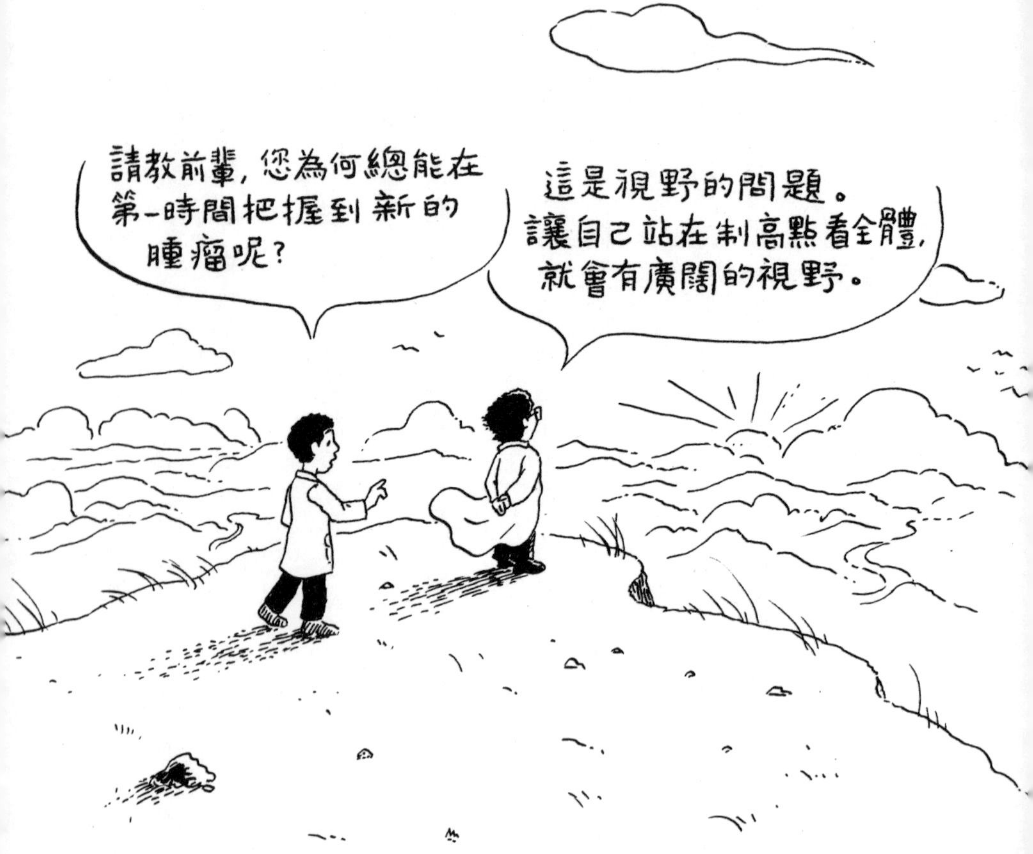
請教前輩，您為何總能在第一時間把握到新的腫瘤呢？
這是視野的問題。讓自己站在制高點看全體，就會有廣闊的視野。

病情追蹤很重要，絕對不能輕忽！但要**如何精準掌握並提高治癒率？祕訣就在於進行癌症檢查及治療時，一定要全面性地去察知，也就是我一直強調的「治療要有高度」**。

判斷迅速準確，做好最完善的醫療計畫

癌症不斷地發生，有些是好幾年接續著發生，有些是同時發生。但像童老闆這樣的病例確實很少。

童老闆自家經營工廠多年，交友廣闊、為人海派，幾年前才將家業交棒到孩子手上。退休後，孝順的他經常帶著媽媽和太太，和從前生意上的好朋友一同出遊。

一個夏日的晚上，他跟朋友聚餐時，腹部突然強烈疼痛，朋友從南投緊急開車送他到仁愛醫院的急診室就醫。經過初步電腦斷層的診斷，發現

大腸內都已阻塞不通，護理人員通知家人立刻為他辦理住院手續。

開刀手術後，確診為大腸癌，術後轉診到我這裡做治療。

在他的電腦斷層影像中，我注意到肝的部分也有個亮點。

就同前所說，一般很多醫生可能就會判定這是由大腸癌轉移過來的，但是我測試他的腫瘤指數後，發現大腸癌指數不高，反倒是胎兒蛋白指數很高。這表示，肝是另一個故事。

為更進一步確認，我讓他去做了切片檢查，報告出來發現果真就是肝癌，這跟之前檢查出的大腸癌並無相關。

我接著又幫他排了一個正子斷層掃描，這是癌症目前最後的一道檢查關卡，結果他的食道部分，在靠近胃的位置竟然也出現了一個顯示腫瘤的亮點。那是與肝癌或大腸癌無關的腫瘤。

我讓檢驗科幫他做了內視鏡及切片，又出現了第三個惡性腫瘤，是食道癌。

同時發生完全不相關的三個癌症，而且另外兩個是沒有症狀的。童老闆跟家屬一開始簡直無法相信，太太更是無法接受，當場愣住，久久說不出話來。

但不愧是在商場打滾了半輩子、看遍人生起落的大老闆，很快地童老闆便收拾好自己的情緒，安撫尚未回神的家人，特別交代先別讓高齡九十幾歲的老母親知道這件事情。

基因造成的細胞突變，讓腫瘤同時長大。面臨一次出現三個癌症，不只是病患、家屬驚恐，對於醫療團隊來說也是一項困難的考驗：**接下來應該如何處置？同時進行治療勢必是不可行的！沒有好好控制住，病患會承受不住；順序安排又該如何？該怎麼選擇優先處置，同時又不會延誤其他兩個正在長大的腫瘤？**

這真的是一門醫療藝術！醫生要迅速準確地判斷之外，還必須有完整的醫療計畫。

我思忖了一下，為他安排了治療計畫。簡單來說，由於他的大腸直腸癌是第三期，手術切除腫瘤後，先以化療與放射線治療為主。接著，肝癌的部分，我評估過，可以找到適當的標靶藥物做為醫療替代方案；所以在做大腸癌的化療期間，讓他服用標靶藥物進行肝癌的同步治療，也避免治療重複。

食道癌因為是屬於比較早期的，也尚未出現不適的症狀，可以稍緩。只要計算好時間，等到大腸癌的治療做完了，再回頭做食道癌的治療。這樣一來既不會耽誤病情，也可以同時將所有的治療做完善。當然，在化療藥物的選擇上也要考慮食道。

住院期間，童老闆的兒女、媳婦總是輪班陪伴在側，家庭關係非常緊密；對醫護人員總是恭恭敬敬，遵從醫護人員的指示。年事已高的老母親偶爾也會來醫院看兒子，近百歲的老媽媽叮囑著七十多歲的兒子，要吃飽一點才有體力，趕緊出院回家。

經過治療，症狀舒緩後，童老闆開始會跟我說說笑笑，他說，「要是我老母知道我得癌症，一定坐不住天天跑來醫院。醫生啊！你要讓我可以快點回去過正常生活，不然就騙不過去了！」

我告訴他，我能夠幫他把三個癌症一次抓出來，我就會想盡方法讓他回去過正常生活。

「身為兒女無論如何，我都想要留時間陪老母親多走一段路。」我想起曾經也是一個癌症末期病人跟我說的這句話，但他來找我的時候，已經多方轉移、為時已晚。

童先生的大腸癌及肝癌的治療大約做了五、六個禮拜後，我緊接著幫他安排了食道部分的治療。又過了幾個月，前兩個癌症基本上都消失了。

為什麼我一直強調醫療要有高度?一開始,童老闆除了腸道阻塞引發腹痛之外,其他兩個癌症的問題都尚未出現。若我們沒有全面性地去檢視,控制了一個癌症、卻拖延了另兩個癌症,日後他將會受多大的折磨?**應該站在患者的立場思考,用醫生可以有的視野與高度去做最妥善的安排。**

【理論】

關於癌症還有許多不為我們所知的地方,所以醫生的態度是要站得更高,這樣也才能看得更寬更廣!

為什麼有些人會得癌症?起因常常來自於「大環境」的變化影響,像是很多人覺得奇怪,終其一生從不抽菸,為什麼會得肺癌?那是因為大環境的變化,比如說 PM2.5 造成的影響。

還有人體的「微環境」,也與癌症有關。在臨床上會發現身體部位如果不停的發炎，就容易產生癌變，例如反覆發生口腔發炎及咽喉發炎、B型肝炎、C型肝炎、腸炎、胃炎等都容易引發癌症。所以控制發炎就等同減少癌症的發生率。而正就是這個原因，大環境與微環境交叉影響，就足以在同一人身上產生多發性癌症。

這些腫瘤的治療，比較困難的是治療方式的選擇。每一種腫瘤的治療方式都不相同，因為不同，治療方式的選擇反而簡單，較易安排，也互不影響，即使每次的發病都在不同的位置。但是，如果腫瘤位置靠得太近，雖是不同的腫瘤，發病的時間也不一定相同，那就需要醫生的專業意見，醫生也必須費盡思量，為病人找出最好的治療方法。

【決策】

縝密又有高度的治療策略

「有正確的診斷，才有正確的治療」，診斷錯了，治療結果很難被期待，我一再提醒，就是因為這個觀念非常重要，這也是癌症治療的王道。癌症的發生不論是同時或者不同時，多發性腫瘤是很常見的，所以想要痊癒，治療的策略就必須縝密又有高度。我們不應只局限於我們眼前所看到的，那看不到的呢？就好像你站在森林前方，你看到的只有眼前的那一棵樹，但如果你站高一點到高樓上，你看到的樹應該不只是眼前的那一棵，而是後面那一整座林！

第8章

切勿打亂一盤棋
淋巴腺走向
對癌症治療的意義

人體有兩套循環系統，一是血管系統，一是淋巴循環系統。淋巴循環系統，在人體循環系統中舉足輕重，除了血癌及腦癌之外，癌症治療的成敗有三分之一與它有關。所以，在腫瘤科醫師的養成教育過程中，必須了解淋巴循環系統與腫瘤的關係，包含淋巴系統的分布與走向；因為癌細胞在體內的散佈，除了血路之外，就是藉由淋巴系統來散佈，因此淋巴腺的控制及對它的了解就變得非常重要。這也是外科醫師在切除腫瘤時也必須清除腫瘤周圍淋巴腺的原因。

梅雨季小雨絲絲持續好幾日後，難得陽光露臉。沈妍旋風似出現在診間，伴隨手提袋悉悉簌簌的聲音，四周空氣頓時熱鬧起來。

「蘇醫師，蘇醫師，我來了啊！」明快爽朗的聲音，語尾帶著上揚的家鄉腔調，嫁到台灣十幾年了，就是這個尾音還是變不了。

熟人似地她將一盒盒裝好的鳳梨從袋中取出、擺放在桌上，熱情地招呼著，「來來來，今年的鳳梨可甜著，熟得早，等會兒便可吃啦！」

不知情的人還以為外送，其實沈妍今天是來定期追蹤的。

她是子宮頸癌的病人，前年因為下體不正常出血，問了一同嫁到附近的姊妹淘，找了婦產科醫院看診。

在醫院做了切片化驗後，被診斷已是子宮頸癌第三期。驚訝過度的她啞然失聲，當場跌坐地上開始哭，還哭個不停，護理師見狀趕忙扶她起來。

她一把鼻涕一把眼淚，拉著醫生問還有救嗎？醫生解釋由於期別較晚，已不適合開刀，要她做放射治療。但這家醫院並沒有放射治療的機器，故將她轉介到其它設備較齊全的醫院治療。

當時她紅著鼻頭回家，鄰居阿姨知情後強烈建議她一定來我們醫院看診，她便哭哭啼啼跑來找我。

「哎！蘇醫師，我剛剛在門口看見金雀姨呀！她女兒扶著她出去，怎麼看來好像沒啥精神，問她也只說還好還好，她這又怎麼啦？」沈妍輕巧坐下，一邊問一邊翹著指頭整理裙子上的縐褶。

她口中的金雀姨，指的是離醫院兩個街口遠、轉角那間小雜貨舖的老闆娘。跟沈妍一樣，她們都是子宮頸癌的病患，有好一陣子前來治療時經常巧遇，在等候時便聊聊天，交換彼此生活上瑣事或談談病況。雖然金雀阿姨期別早，但沈妍的治療狀況卻比她好得太多。

沈妍因期別晚，不能開刀，便直接在我們這邊做同步化放療。大約五個多禮拜的療程結束，在等腫瘤消去的期間，又做了約兩星期的放療。經過我這樣的治療安排，評估反應良好，最後只需追加腔內放射治療就好。

「這樣才可以把所有會復發、轉移的機會，一次杜絕。」我跟她說。

「所以我好了？連刀都不用開？」沈妍沒想到會有這樣的結果，個性率直的她開心激動地在診間又哭又笑，讓護理人員忍不住都笑了出來。

確實直到現在，她的狀況都非常良好，來醫院就是定期追蹤而已。

在這段期間，喜愛交友的她很快就跟大家熟絡起來，經常聽見候診時她與其他患者的互動，有時逗得一些原本不太講話的病人都哈哈笑起來。

血路與淋巴腺是癌細胞轉移的路徑

而金雀阿姨兩年前罹患子宮頸癌二期，因期別早，尚能開刀處置，在外科做了手術，術後來到我們這邊做同步化放療。

按標準做法來說，她的狀況應該是要做子宮根除術加骨盆腔淋巴腺摘除術的。但是金雀阿姨的運氣不太好，因為負責手術的醫生只有把她的子宮拿掉，卻沒有處理她的淋巴腺。當時我翻看前病歷，外科醫師表示影像電腦斷層看不到淋巴腺有任何異狀，所以不必拿。

在我們這邊做了幾個月的術後治療的隔年，某日，金雀阿姨發現右外腹腫了起來，回去原來的醫生那邊做電腦斷層加上切片後，診斷為右側腹股溝淋巴轉移，因為也沒有特別疼痛，就做了化療處置。

到了第三年，電腦斷層發現右邊頸部腫大，在一般外科做切片時拿掉淋巴腺，確認又是轉移，再度到我這邊做輔助性放療加化療。

知道金雀阿姨第一次轉移的時候，我就知道前面的處置，如果不是因為醫生不知道淋巴的走向為何，就是他對腫瘤的行為並不熟悉。

同我前面章節曾提過，癌細胞的轉移是透過人體的血路跟淋巴腺。癌症就像正在長大的頑皮的小孩，在身體裡面偷偷蓋房子，如果沒有將這房子從根基挖除，它們就會趁機擴大領地，甚至跑出去旅行。這時，血管便是它的道路、淋巴就是河流；需要養分長大的癌細胞便呼嘯著，隨著血路跑到血流豐沛的地方停留，也會隨著川流無數、細細的淋巴河道淌流各處。

下腹腔內有個「總腸淋巴腺」，也就是最關鍵的淋巴，是淋巴的匯流處。沈妍發現時的期別比金雀姨還晚，陽性的局部感染全部都在骨盆腔，但外科醫師幫她的子宮處理得很乾淨之外，總腸淋巴腺也沒被感染。而金雀姨情況相反，若當時開完刀後，我們知道金雀阿姨淋巴有被感染，做放射治療的時候我們一定會幫她加大照射範圍。

淋巴有跡可尋，控制好癌細胞與淋巴，成功率就高

「他們刀開哪裡、你們就照哪裡，那為什麼不要整個都照一下呢？防微杜漸啊！」曾有一次沈妍聽我略談淋巴問題時，睜大著眼睛問。

「因為放射線照射範圍跟照射量都要控制，照了不需要照射的地方，容易造成不必要的不舒適感，也會損害原本健康的部分啊！」我向她解釋。

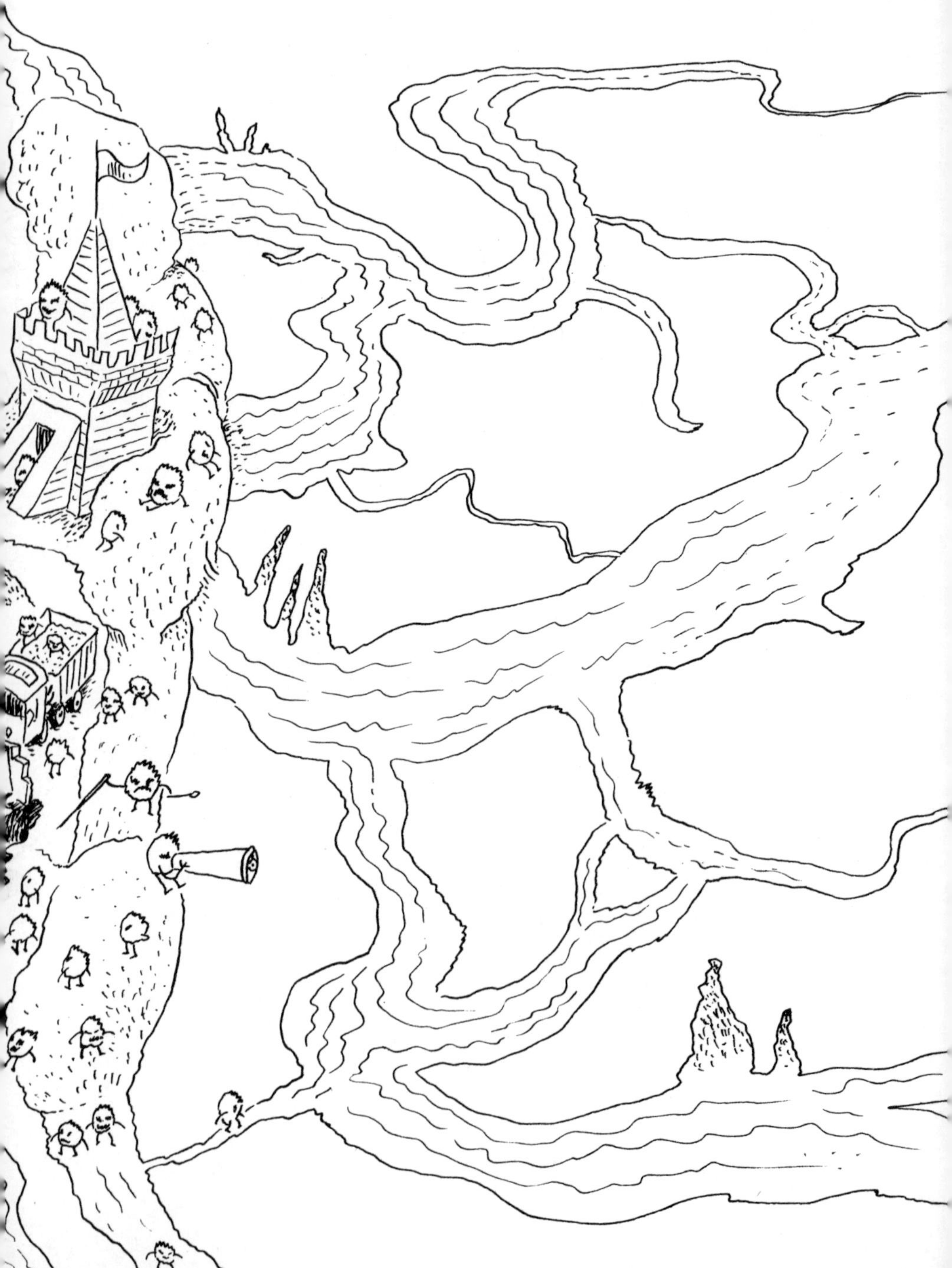

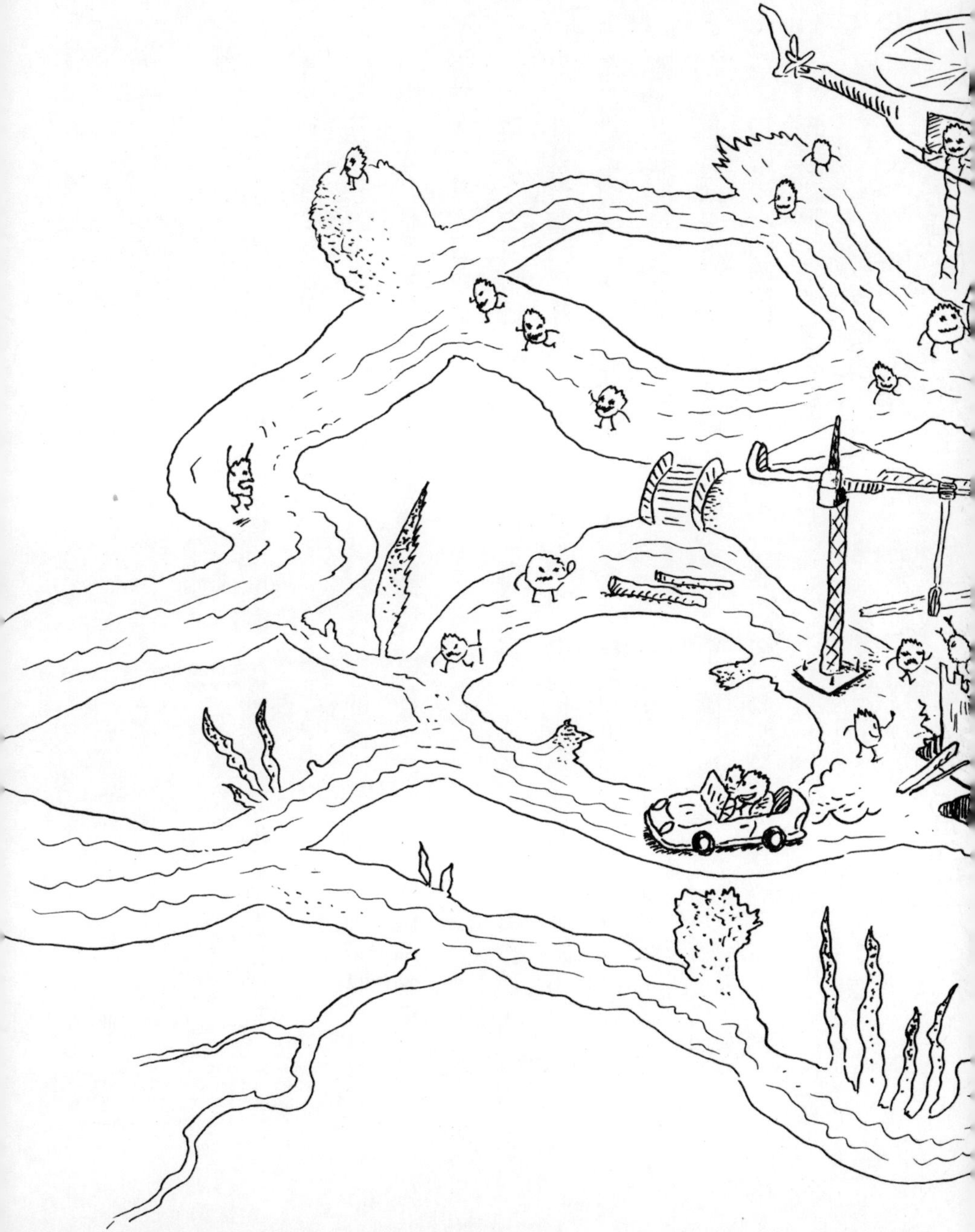

「原來如此。」她點點頭，「就是說癌症不只要處理原來的地方，連血管、淋巴都要治療就是了，對嗎？」

「妳說對了！但是因為血液比較難以掌控它的流向，而淋巴則是有跡可尋。尤其是像妳現在的子宮頸癌或是頭頸部腫瘤，只要控制住癌細胞跟淋巴，成功率就很高！」

臨床上有三個部位的癌症跟淋巴的處置息息相關：一個是子宮頸癌，另一個就是頭頸部腫瘤，還有一個是大腸直腸癌。處理腫瘤時，就絕不可忽略附近的淋巴腺這一塊；也可以說，只要控制住淋巴腺的局部轉移，在臨床上癌症是可以被治癒的。

每當遇見淋巴處理被忽略掉的患者，我都十萬分惋惜。

「所以金雀姨的狀況不太好嗎？」沈妍的聲音將我的思緒拉回。

我搖頭說，「她還在努力中。」

「唉！那真也沒辦法，只能看上帝怎麼安排了啊！」講完沈妍突然大叫，「糟了！我忘了接二寶三寶。快快，要遲到了！」背上包包她轉身就往外走，護理師趕忙把健保卡還她。

快速到門口時不忘叮囑大家記得吃鳳梨後，轉頭又朝著門外患者打招呼，「哎呦！孫伯，今天沒時間聊了。啊，我走啦～我走啦！」

聽著她細碎的腳步聲消失在走廊上，我閉上眼想著金雀阿姨的狀況。

後來金雀阿姨化療持續一直打，卻沒法完全消除癌細胞。

今年初，發現她後腹腔淋巴又感染，再轉去泌尿科清除。一直到現在，金雀阿姨一直在處理淋巴腺的問題。每天到醫院不同科別報到，在身體不同的地方一直做放射治療外，化療也不間斷，但癌細胞已經擴散到淋巴各處，一直流竄。

直到最近，子宮頸癌合併胸椎骨頭轉移，又到神經外科開了一次刀，後來她告訴家人，不願再做任何化療，只願意做放射治療。

女兒陪著她，勸她打化療，但金雀阿姨不想打了。女兒看到媽媽這樣，心疼跟無奈，心裡的苦自然不在話下。

「蘇醫師！」走進來的是剛剛跟沈妍打過招呼的孫伯伯，年屆七十歲硬朗的長輩，指指門外方向問，「今天怎麼走那麼急？」

「說要去接小朋友下課啦！」護理師笑著回答他。

孫伯伯是頰膜癌的患者。

幾年前由於口腔潰瘍，雖一直覺得嘴內右頰側有硬塊，卻沒特別在意，說是大男人一個，自己去藥房買消炎藥擦擦就好。但過了好久總還是好不了，到醫院看診做切片，才發現已經是頰膜癌第四期，那是口腔癌的一種。

因為拖太久癌細胞吃得深，而且侵蝕骨頭，無法只從內部刮除，當時只得從頰外動刀。外科醫師將腫瘤全部切除外，還做了植皮。

可能是外貌的改變，讓他變得非常沒有自信。即便在家裡也戴著口罩，聲量變得很小，連話都不太願意說。家人覺得他的性格都變了，當別人稍稍多問他一句便動怒，覺得別人都是故意的，要逼他把口罩脫下來。口罩遮掩了他的傷口，也遮斷了他生活中的人際關係。

起初到我們這邊，表現出來的態度就是非常不耐煩。腫瘤這麼大，淋巴必定也感染，但因為外科醫師的刀法不錯，局部跟淋巴清除得乾淨；之後又到我這邊，幫他做術後同步化放療，其實反應是很不錯的。

大約做了一個月治療後，他自己感覺好了許多，對我們醫護人員也漸漸少了防備的心態。在這裡遇見了一些患者，才知道自己在這樣的圈圈裡算是比較幸運的。

較常與他同時前來治療的有一個三十多歲口腔癌的年輕人，除了講話有點不太清楚之外，表面上看起來並沒任何異樣。相互聊天後，孫伯伯才知道他從舌癌到多處淋巴轉移，為此進進出出開刀房十次以上。

孫伯伯非常驚訝，擔心自己會不會這樣。

「其實最大的問題在於他的局部腫瘤，也就是淋巴的部分沒有處理好，你的狀況跟他不一樣，不用擔心！」我說。

幾年前，有個頭頸部腫瘤的患者，最後臉頰部位皮肉都壞死，到最後因其他原因離開人世時，口腔癌的部分都不曾出現遠端轉移。這表示局部跟淋巴腺控制得宜，治療就成功了。子宮頸癌也是這樣，局部跟淋巴成功就成功，失敗了的話就是失敗。處理得不得當，會影響最後治療的結果。

淋巴是河流，一張完整的河床地圖，一旦被切斷，它便會改變流向，抓不到會往哪兒流去。而這位年輕人的主治外科醫師不懂頭頸部腫瘤的行為，不了解淋巴管的走向，當哪裡出現問題，開刀拿掉一點，不完整的淋巴處置，導致這位年輕人手術左邊做完換右邊，原發部位好了又轉移到其他部位的淋巴腺，最後一直在處理淋巴問題。

每次他來做治療，基本上我都可以預測到，過不久他又得進醫院。就像看到原本閃閃發光的淋巴河道被攪拌混濁，不僅範圍變大，也猜不著癌細胞下一步會往哪裡走。

如果在最開始手術的時候，在淋巴走向還沒變之前理清楚，年輕的他應該會得到好的治療結果。

不同的疾病要怎麼處理不同的淋巴範圍？淋巴很特別，影像看不見的，不一定就是沒有！在治療癌症的部分，了解淋巴地圖是基本功，可惜不是每個醫生都知道。

「蘇醫師，這樣說來，我覺得我真的很幸運！」

「是啊！」我微笑看著他。

一個二期的舌癌治療結果，竟然比不過孫伯伯四期的頰膜癌。

最終，我沒有告訴孫伯伯，後來那位年輕人就再也沒有來過。

【理論】

腫瘤治療的關鍵：了解淋巴走向

除了資深的醫生，很多人都沒見過淋巴攝影的影像，因為現今的先進檢查已經沒有這個項目。但腫瘤科醫師必須時時刻刻記得淋巴腺走向，這對腫瘤治療非常重要，治療結果好不好，關係至深。

同一部位的癌症，淋巴腺的走向也不盡相同，以喉癌為例，可分為上中下三段：上喉癌、聲帶癌跟下喉癌，上中下三段的淋巴腺走向是不一樣的，淋巴腺轉移的發生率也不相同。如果醫生們不了解，如何幫患者決定切除的部位？放射治療的照射部位又該怎麼設定？

再舉例，大腸直腸癌跟子宮頸癌同屬腹腔與骨盆腔腫瘤，但位置一在高、一在低，這屬性相同的兩個癌症，位置雖高低不同，但是淋巴腺的流向卻是相同的，都是往「總腸淋巴腺」匯流，「總腸淋巴腺」有哨兵的功能，如果癌症轉移到此，就必須往下一站去檢查並治療；如果沒有，治療部位就可在此打住。這個判斷，對於治療部位的設定非常重要，相對於癌症治療的成敗與否，更是息息相關。

【決策】

醫生優劣，常取決於醫生的治療技術。

開刀的技術，是否可以開得徹底？事關重大。

但除了局部淋巴腺的摘除很重要，放射治療計畫的安排也會深受影響。**手術切除會打亂淋巴的走向**，如果開刀開得不乾淨，癌症的復發就無可避免，不完整的淋巴手術比不手術還要嚴重；不手術，臨床的地圖還在，有跡可循，如果被打亂了，就像水流一樣，不知水流往何方，問題就嚴重了。這時候即使想做放射治療，因為照射範圍不易確定，就會降低對癌病的控制率，放射治療的「救援性治療」安排，也會變得困難且不易預測。淋巴腺的走向一旦被弄得紊亂不堪，腫瘤治療很可能因此失敗。

第9章

誰來解讀？
誰來建議？
癌症健檢的意義

早期診斷、早期治療是提升癌症治療效果的不變法則。各大醫院、各健診中心都有林林總總各式各樣的健診菜單任君挑選。

但是昂貴的健檢一定比較好嗎？

在追逐昂貴檢查的同時，一定要了解：

是誰來幫你解讀癌檢影像？這些影像代表什麼意義？

又是誰來建議後續處理？

健康檢查的意義

「我一定要去告他！」顏先生的兒子憤怒顫抖，在診間低聲吼著。

眼前是他父親的影像報告：六十五歲，胰臟癌合併腹膜轉移。

前幾個星期，顏先生因為身體不舒服，腹部疼痛。他感覺不對勁，決定做更精密的檢查，由朋友介紹轉介到我這邊。

「怎麼會？我上次檢查都好好的啊！」顏先生非常錯愕。

「你上次做什麼檢查？」

「健康檢查呀！才半年前而已！」他告訴我，上回才在某個大醫院做了每年三十多萬的高級健康檢查。

一直以來顏先生都定期做健康檢查。他事業騰達、家大業大，從好幾年前開始就意識到健康是最重要的財富，所以他開始定期、且選擇了非常昂貴的健康檢查來為自己的身體把關。

我請他第二天把健檢的資料帶給我。一看，果不其然！早在半年多前的資料，已經顯示他的胰臟尾部出現了腫瘤。但那時候，只是腫瘤，尚未出現腹水。很顯然地，當時的異狀並沒有被醫生解讀出來——因為**看報告、解讀的人不是專科醫師**。

今年五月也才出現過類似的新聞，在健康檢查正常的報告出來後三個月，患者因為癌症去世。家屬怒告該醫院，法官認定因為醫生醫療過失，讓病患拖上兩個月才發現腫瘤嚴重轉移，導致患者延誤就醫，醫院及健診中心遭判賠上百萬的消息，因為從檢查正常至癌末，發生在三個月內，那是不太可能的。

做需要的檢查與專業判讀，才是健檢的意義

高價昂貴的檢查帶來的結果竟是如此，病患在當下震驚到無話可說，懊惱、跳腳之外，還必須慌亂著急地尋求下一步的解決辦法。

這不禁讓人思考，健康檢查的意義是什麼？

時代變遷，不同於過往只求溫飽，現代社會上注重養生、用飲食及運動等方式保持健康的人愈來愈多。除了醫療機構及政府積極宣導之外，一般成年人會主動進行健康檢查，畢竟得癌症的病人少、怕得癌症的人多，

大部分是希望能夠早期檢測出自己是否有代謝、心血管疾病或是惡性腫瘤。

打開醫院健康檢查的頁面，像是餐廳菜單般，豪華的套餐琳瑯滿目擺在眼前。分類寫著項目、套裝方案外，又分標準型、豪華型、精緻型、高階型等各種名目、價格，任君選擇。另在頁面顯眼處，標榜著專業、效率、最新型尖端的檢查機器，目眩神迷。

「健康無價啊！當然是要選擇最貴的！」身邊有些朋友會這麼說。

但是，愈昂貴的健檢，就愈好嗎？

經常在聚會場合，寒暄後難免聊到彼此健康情況，時而聽見這樣的內容：我上次才在某某醫院健檢中心做了一套二十幾萬、三十萬的健康檢查呢！這種類似的內容在嘈雜的環境中還能被清楚聽見，就算沒想仔細聆聽也總出其不意被提高的聲量抓住耳朵。

忍不住轉頭看了一眼，發言者果真是滿面春風，高亢得令人頭皮發麻

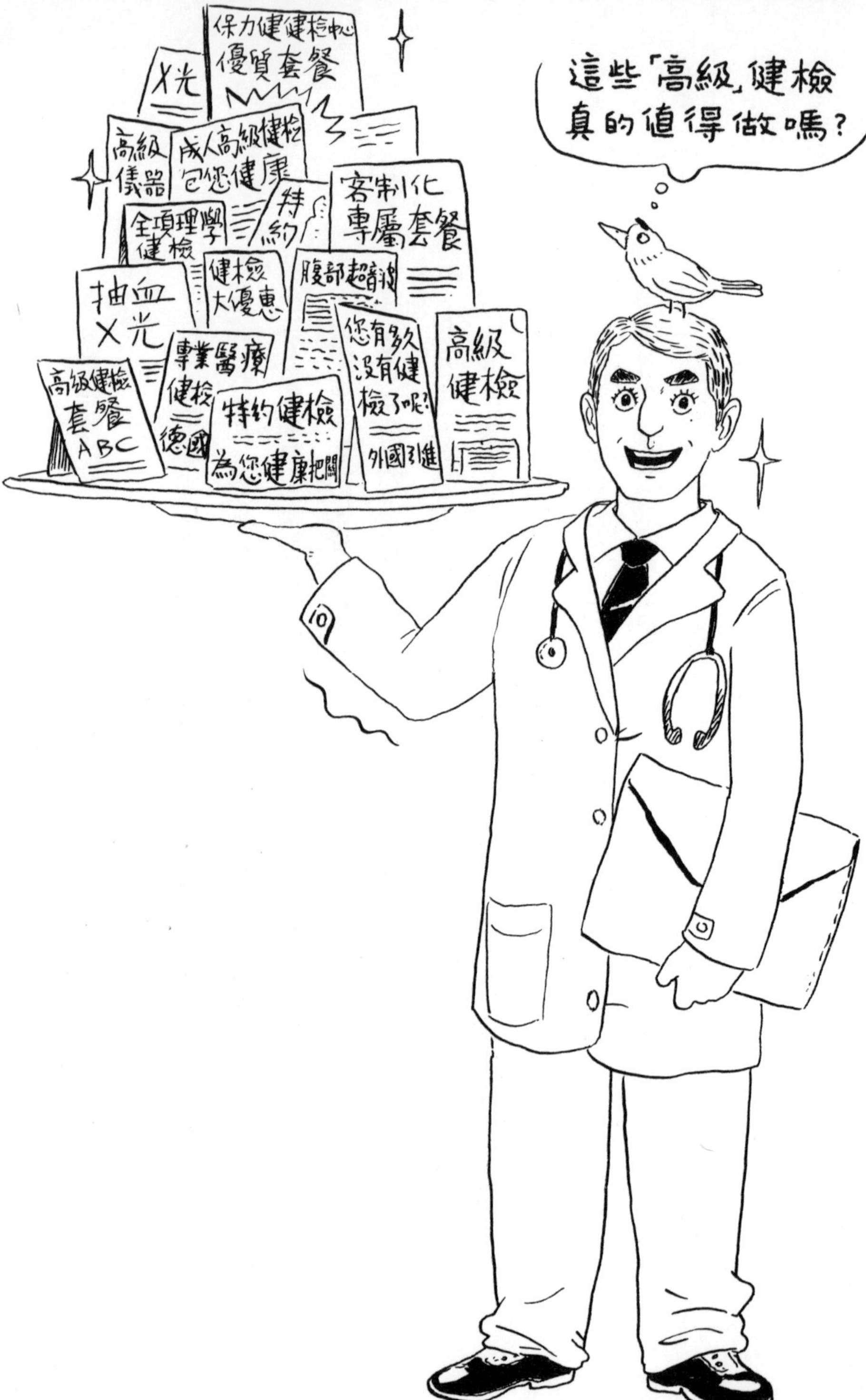
這些「高級」健檢
真的值得做嗎？
保力健健檢中心
優質套餐
X光
高級儀器
成人高級健檢
包您健康
客制化
專屬套餐
特約
全項理學
健檢
抽血
X光
健檢
大優惠
腹部超音波
您有多久
沒有健
檢了呢？
高級
健檢
專業醫療
健檢
德國
高級健檢
套餐
ABC
特約健檢
為您健康把關
外國引進

的聲線聽起來彷彿世界上他是最健康的人。後面這句是玩笑話。主要我想說的是，很多人現在以健檢的昂貴來作為一種炫耀的表現，但高價健檢之後，你所得到報告準確度，真的就是符合你所要求的嗎？

高價的個人健檢動輒數十萬，我身邊也不乏有捧著昂貴健檢報告來找我的朋友，要我幫他看一下，「到底這數值、這影像有沒有問題？」

我開玩笑說，「做了這麼華麗的花式健檢後，你還弄不清楚自己的健康狀況，這錢應該是付給我才對吧！」

健診的關鍵，其實並不在於機器有多昂貴、健診中心有多富麗堂皇、服務有多高端，而在「**是否有做到需要的檢查**」以及「**是否有專業判讀的醫生**」！

以下是我兩個患者的狀況：

陳先生，六十六歲，在醫院做了包含癌症項目的健檢，檢查結果有肺癌。但回顧以往的健檢資料與影像，早在四年前的低劑量肺部電腦斷層就已經看到腫瘤。

王先生，四十二歲，因咳嗽就醫，經診斷為肺腺癌。同前，回顧其健檢資料，早在四年前就已見肺部異常腫瘤。

像他們這樣，每年定期健康檢查後，最後還要來到腫瘤科門診做腫瘤治療的患者並非少數，他們心中難道不疑惑、不怨懟嗎？為什麼「明明已經用健康檢查來幫身體把關，發現的時候卻已經變成惡性腫瘤」？追溯當初的診斷影像來與現在的影像做比對，就可以明顯看出今天的腫瘤早在當初就已經出現，為什麼當時健診中心沒有告知？到底原因出在哪裡？

五十五歲的劉老師，在醫學中心健檢，發現肺部左下葉出現一個陰影，異常結節，健檢中心表示看起來不像腫瘤，建議追蹤就可以。因緣際會我們聊到這件事情，他詢問我的意見。雖然連正子斷層掃描都看不出異常，大家都認為是良性腫瘤，但我的看法不同。因為該結節離肋膜很近，而且很多影像都有假陰性結果之虞，萬一有誤判，又加上如果沒有及早處理，一旦入侵到肋膜腔，第一期馬上變成第四期，到時候治療效果會很差。

最後劉老師接受我的建議，以手術切除後，結果證實為肺腺癌第一期。他的家人驚訝之餘，對我這樣的建議處置感懷於心！他太太每天晚上睡前都不忘提醒他，「蘇醫師真的是你的救命恩人！」

癌症不會造成立即死亡，但是延誤治療常常是造成死亡的最大原因。

【理論】

健檢的四個重要關鍵

現今各個醫院因應需求，紛紛成立了高級健診中心，提供各式各樣價位、內容的健康檢查套餐供民眾選擇。看似選擇豐富多樣化，其實有些服務過度，裡面充滿了各式的迷思及盲點。

我們先就下面四點來談論。

第一、正確諮詢、正確選擇

無論軍公教健檢、公司健檢或個人健檢，一般健檢的新手在做選擇的時候，或許並不是那麼清楚自己該挑選哪些項目做檢查。在沒有主動諮詢，僅靠自己判斷下，大多數人都是選擇項目最多、機器較新、或醫院推薦的套餐進行檢查。而經濟較為寬裕的人，很多就直接選擇高價的健檢套餐來享用，因為普遍大眾都有「貴的就是好」的這種迷思。

另一方面，受諮詢的醫院健診中心，第一線的受理人員大多非專業醫師，他們以客為尊、求服務良好，非常尊重客人的選擇，也只針對健檢套餐內容提供簡單的建議。

但其實，**正確的諮詢才是正確掌握健檢的第一關**。

在進行健康檢查之前，諮詢者需要主動告知健檢中心自己的身體狀況與需求，此外，也需要一併提供包含個人及家族的病史，好讓醫生做綜合性的評估與建議。而健檢中心或醫院方面的受理單位，實應為一個專業團隊，應依據對方的年齡、性別及相關資料，提供他所需要的檢查項目。

比方說，來做健檢的是位中年男性，家人曾經死於中風；或者是一位年輕健康的女性，但家裡媽媽姊姊都得過乳癌；再或者，家人有三位得過大腸直腸癌，上述的三種狀況需要檢查的項目一定不一樣。

為什麼？因為有家族病史的人，特定疾病的發生率高呀！像國民健康署規定，有乳癌家族病史的人，可以提早五年進行乳房攝影篩檢，就是這個道理。

健診中心須依據諮詢者家族病史、性別、年紀及好發腫瘤的不同，去量身訂製健檢項目內容，並提供適合或建議客戶特別需要選擇檢查的項目。如果健診中心做得更確實一點，應該是在諮詢過後、為客戶檢查之前，與該科的專門醫師討論或請教，告知客戶比較擔心的部分是什麼、以及該怎麼樣做。

在這張縝密的交織網裡，篩檢出來的結果一定會是細緻的。

我認為醫病雙方應該要互相了解且明白這樣的事情，這是雙方應有的義務及權益。也就是說，只要掌握了這些訣竅，在健康檢查的第一步精準度就會提高。

第二、正確儀器、正確檢查

健檢套餐裡面，除了健診中心硬體設施、服務完備舒適之外，很多都是標榜採用最先進、新世代、高解析度等等最新醫療儀器來幫你把身體的健康問題全部揪出來。

就機器的角度上來說，現在很多醫院推出高切數的電腦斷層掃描，掃描切數從六四切到六四〇切，愈來愈高。很多人看到這些不知所以的數字，便以為切數愈多，準確性就愈高。其實癌症健檢應以電腦斷層為主，而坊間所說的六四到六四〇切，對癌症來說解析度差不多。癌症健檢跟心臟檢查不同，心臟因會跳動而需要高切數的機器來完成，以提高準確性；癌症健檢則必須要有正確的判讀，**「決策判讀」最重要，因為有了正確的判讀才能及時擬定正確的治療方針。**

但光就癌症檢查來說，切得更細，對患者來說並非是件好事。

切數愈高，切出來的影像確實變得比較細沒錯，可是就腫瘤癌症來講，這種太細的影像所傳遞的訊號相對就會變得很弱，以致於當醫生看到影像上的腫瘤時，因為太細小了，反倒變得似是而非。這種狀況下很容易就會出現誤診。

在不同的檢查、及不同器官裡面，斷層掃描的切數、方式，應該是要由該專科醫師來判斷，而非由客戶自己或家醫科醫師來選擇，這樣的健康檢查才會有幫助。

健檢需要的應該是一個適合的檢查及精確的判讀，而不是只求「貴的就是好」，要不然今天這家醫院買了一台一千萬的機器，我明天就去找一間三千萬的機器來做檢查，這樣的健檢，不就只成了一個武器競賽了嗎？

所以說，健檢第二件重要的事情：**好的健檢不應該仰賴高端昂貴的機器，而是要有專科醫師來選擇該做什麼樣的檢查！**

有了正確檢測方式，就不會出現「選擇了高端的檢查機器，卻出現謬誤的結果」或「做了不必要檢查，增加身體負擔」的狀況。

第三、正確判讀、正確指示

我個人認為這是一個非常重要的環節。

目前，多數醫院健康檢查報告及資料判讀診斷報告書，大都是由家庭醫學科的醫師負責。以大方向來說，家庭醫學科涉獵各門科目，但是對於專門科目的影像、報告判別，仍必須借力於各專科醫師來判讀。

誰該來解讀這個數字？

大家選擇去做個人健檢的理由：第一是怕得癌症，第二是怕自己有心血管疾病，第三個是怕肝腎的慢性病，第四個有可能是像代謝疾病例如糖尿病，諸如此類的緣故。非專科醫師，能夠解讀到什麼樣的程度？

心血管疾病及癌症腫瘤的檢查，是需要靠一套精準度很高的健康診斷，而精準度很高的健康診斷包含：專科醫師的解讀與儀器的使用方式及選擇。如不是由專業人士來解讀，很容易就被忽略或被誤診。比方說健檢中腫瘤部分，如果只由家醫科來看，打出來的報告肯定是不夠細膩的，且模稜兩可。

其最大的問題在於，家庭醫學科並沒有包含癌症診斷這個範疇。因為不懂，要怎麼要求家醫科醫師去解讀腫瘤指數呢？

所以說，**若要做一個高階的、準確性的健檢，判讀的人應該是一個精準的團隊，而非只是一位醫生。**

第四、正確醫療、提早防範

從最初的諮詢，接著進行健檢，做完之後由各專科醫師來做判讀，最後的判讀，如果發現身體哪個部分有問題，就要告訴患者接下來將安排什麼樣的治療。

現在很多人健檢做完後，在看報告的時候，經常沒有得到良好的影像解釋。最常遇到的狀況是，醫生會在當下告訴病患，這個部分「疑似……」或「需要再觀察……」。於是，我們常遇到受檢者拿著自己的報告去詢問別的醫生，「能不能幫我看看，我到底有沒有問題？」

如果解釋報告的家醫科醫師不懂如何解讀數字、或沒看出影像出現的問題，例如，數值上多了個小數點，有沒有意義？影像上有個小陰影，會不會有影響呢？很可能，患者最後只得到一個有紅字的健檢報告，卻沒能得知下一步應該怎麼辦。

這不就如同上面所說，讓患者自己再拿報告去找心血管疾病科或腫瘤科醫師看嗎？或者今天的報告即使看起來都沒事，也應該很有根據地、肯定地告訴他「你沒事！」這才合理呀。

將心比心，若我今天花了好幾十萬檢查，得到了一個報告說我的心臟好像有點問題，那是否應該請心臟科醫師跟我說明一下，為什麼我心臟會出現鈣化？程度如何？或報告寫著腫瘤指數比較高，是否得請腫瘤科醫師說明下一步要怎麼做呢？如果影像已經出現腫瘤，還會讓他等一年、兩年再來檢查嗎？一定是得讓他三個月就要回來看一下，因為**癌症要是會乖**

乖地蹲在原地等待，那就不叫做癌症了！

健檢的目的就是早期診斷，健康檢查的四大關鍵步驟要確實，這樣就能做到早期診斷，也才會有早期治癒的機會。

報告後的處理方式以及控管回診比例是健檢的第四個重點。

健檢的最後一環，應該是**有憑有據、清楚明白地告訴健檢者有沒有問題**。如果「沒有」當然最好；如果是「有」，就要立即注意追蹤、甚或確診後啟動治療，這是非常重要的事情！

高價健檢背後該思考的事情

現在坊間有很多昂貴的健檢，但它真的準確嗎？有意義嗎？

早期診斷早期治療，是提升癌症治癒率的不二法門——「早期癌症」被發現，便可提升治療的結果，這也是癌症健檢所扮演的重要角色。

我認為，健檢跟一般診斷非常不同，因為健檢是為了「幫身體疾病及早把關、及早治療」的目的而存在，民眾也是為了這個目的而來。因此，我們對於健檢的標準要求，應該更加嚴格。

健診中心所用儀器再貴、費用再高，需注意的應該是**準確性**、**以及如何解讀影像跟檢驗結果**，因為這會影響下一步的檢查與治療，這樣才能幫助患者得到好的結果。

打破高級健檢的迷思，不要讓你的健檢失去最初的意義。

第 10 章

知的權利
如何與醫者對話

癌症是重症，但不是絕症！

癌症治療的方式一直在進步，但癌症治療使用的方法與工具必須依循軌跡與原則。選擇什麼樣的工具？依循什麼樣的原則？醫師應該仔細說明讓患者知道，因為患者有知的權利。這樣，不但能提高配合度，也能讓治療獲得更好的結果。醫療雖日益進步，但是我們對於癌症的了解遠比我們所應知道的少。治療技術為什麼能夠一直進步？很多時候，多一點思考，多一點細膩，多一點推敲，就有可能挽救病人脫離絕望深淵。

看診告一段落、休息的時候，齊醫師敲門進我的診間，有些不好意思地問，「蘇醫師，能否請您幫我的母親看病？」

那是五年前的事情。

當時他是我們醫院的新進醫生，年紀輕輕但是工作認真，平常見面也是客氣有禮。

我抬頭問他，是什麼樣的狀況？

眼前的男人眼中立即蒙上了一層陰影。他說，「母親已經是第四期的卵巢癌。」

「找個時間先帶媽媽過來吧！看一下狀況再說。」我說。

看齊醫師還是面色凝重，我起身拍拍他的肩，「雖然是第四期，但只要處置得好，也不是沒有治癒的可能啊！」

「蘇醫師，謝謝您！我知道卵巢癌一般都是用化療做處理，我們搬來台中之前，我媽也一直在做化療，但是……」

由他的口中得知，原來齊媽媽已經做了很長一段時間的化療，從第一線做到第三線，卻總是復發、好不了，身體、心情大受影響，原本個性溫和的她也因此變得焦躁多慮，家人雖然不忍心，但還是不斷鼓勵、支持她，陪她一起抗癌。

自從半年前跟著齊醫師舉家搬到中部後，她就經常以身體不適、跑不了遠途為由，不願意再回去原來的醫院回診治療。

「她不肯再做任何的化療……我真的不知道能怎麼勸她。」

「先別擔心，我幫她檢查。你只需要找個時間安排媽媽過來醫院一趟，我跟她溝通一下，聽聽她的想法。」我說。

隔了幾日，一個近傍晚的午後，齊媽媽在兒子的陪同下來到我的診間。

不等我開口，她劈頭就說，「我不要那麼痛苦了！怎麼都醫不好！不舒服、成天想吐。我乾脆就這樣了，不想再用藥了……」

她像個生氣的孩子似抱怨著，想必家人勸她來之前可能也歷經一番爭執。

看我不說話，她又繼續說，「我反正好不了，藥愈吃愈多、病愈來愈重！還做什麼檢查？只有痛苦啦！」

我觀察齊媽媽，中氣足，看起來也不似一些說話有氣無力的病患。她將雙臂環抱胸前，防護的姿態，嚴實地拒絕周遭一切。

就這樣持續抱怨了一陣子，進門就先發制人的氣勢，因為我安靜聆聽，她的情緒逐漸平息下來，反倒好奇我怎能這樣不慍不火地聽她說話。

「不是叫我來、要勸我繼續用藥的嗎？」她終於停下來，眼光掃向我。

我說，「我還沒幫你重新仔細檢查，怎麼會叫妳繼續打針用藥呢？」

「卵巢癌不就都是這樣嗎？化療的藥一直打一直打，打到……」她最後一個字忍住沒說出來。

我看了她，又看了一下站在旁邊對我一臉抱歉的齊醫師。

「齊媽媽，」我說，「讓我們幫您重新檢查一下，看看這次的狀況是怎麼樣。如果真的要服藥，我來幫您調整，看是否有讓您身體不那麼抗拒的藥物，這樣好嗎？」

可能是當時的氛圍以及我的話語打動了她，她微微牽動嘴角，不說話，點了點頭。

看了她的病史，判斷她復發的主要癥結點應為腹腔淋巴腺部分，當下便安排她來檢查。

齊醫師非常開心，他萬萬沒想到母親竟願意又進醫院做檢查、治療。

檢查報告果真不出我所料，我發現她一直無法治癒的原因，其實是因為後腹腔淋巴腺的問題。淋巴腺問題沒根治，她就只能一直換藥控制，等待下次又再復發，且腫瘤指數一直下不來。

我幫她做了一個療程的放射線治療，指數明顯地就降了下來。沒有再讓她進行任何化療藥物的狀況下，就這樣，一直到現在也沒再出現其他問題。此後，齊媽媽一改初見面不友善的態度，每次都客客氣氣頷首進出診間，也總是主動、定期地回到我這邊做追蹤。

幾次聊天中她提到，從前看醫生的時候，多問一句便被制止，醫生只叫她照著做就好、別懷疑。她也曾因為關心自己的身體，翻閱書籍蒐集一些醫療相關資料想在受檢時請教，不料醫生卻反用很艱難的詞彙及原文單字問她「妳懂嗎？」

「有一次還跟我說，妳別自以為兒子也是醫生就了不起！癌症很難，不是誰都懂的！」

這深深傷害了她的自尊，於是她拒絕再跟醫生溝通，加上數度復發，潛意識漸漸抵抗醫療，拒絕用藥。

每個病人都像是一本書，醫生要細心詳覽研讀

齊媽媽這個狀況，最難的不是治療，而是需要再重建她對醫院與醫生的信任。

而我認為，作為一位醫生，面對疾病的「態度」是很重要的。

如果醫生只困在自己的盲點或經驗上，沒有重新檢視患者一次又一次

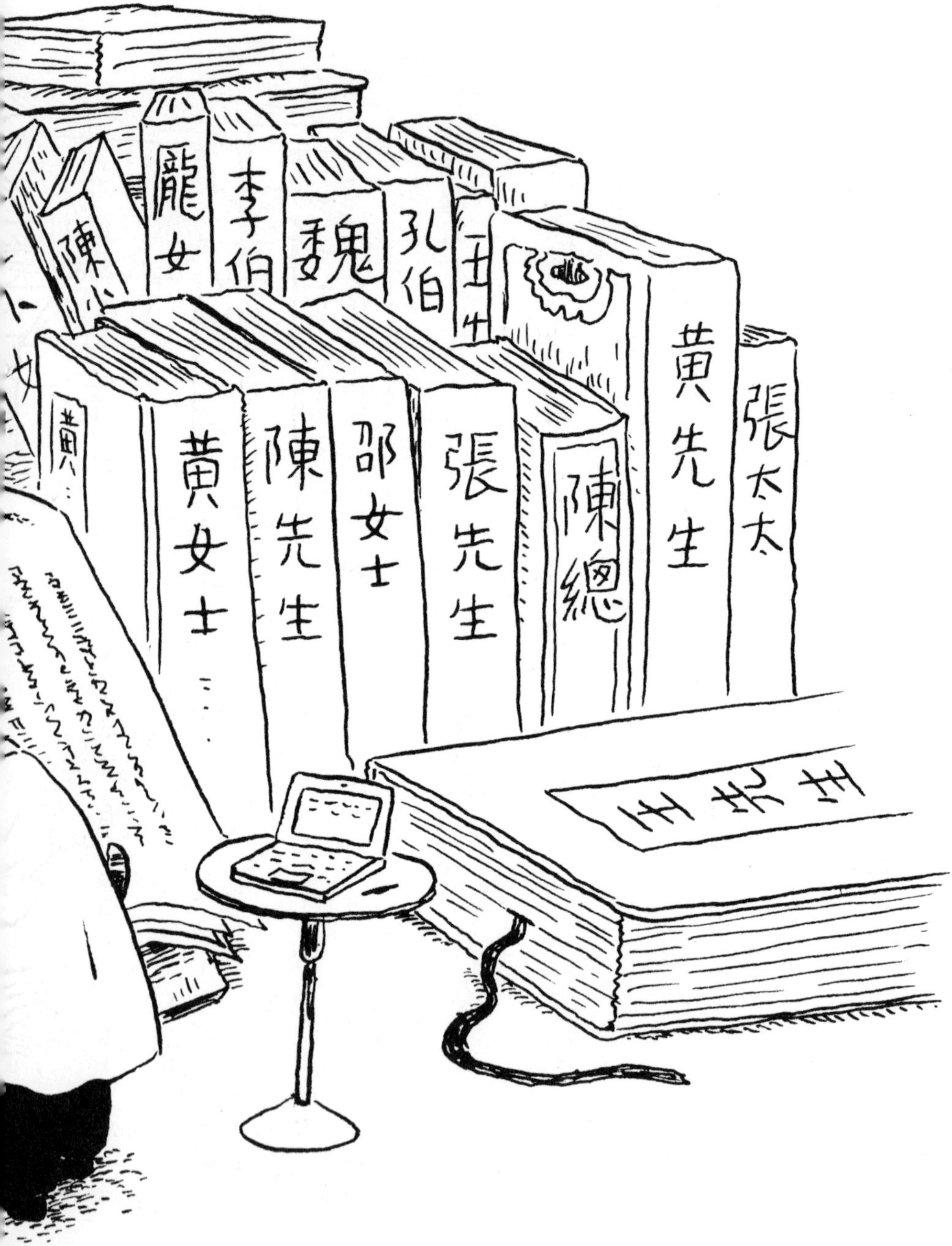
龍女
李伯
魏
孔伯
黃女士
陳先生
邵女士
張先生
陳總
黃先生
張太太

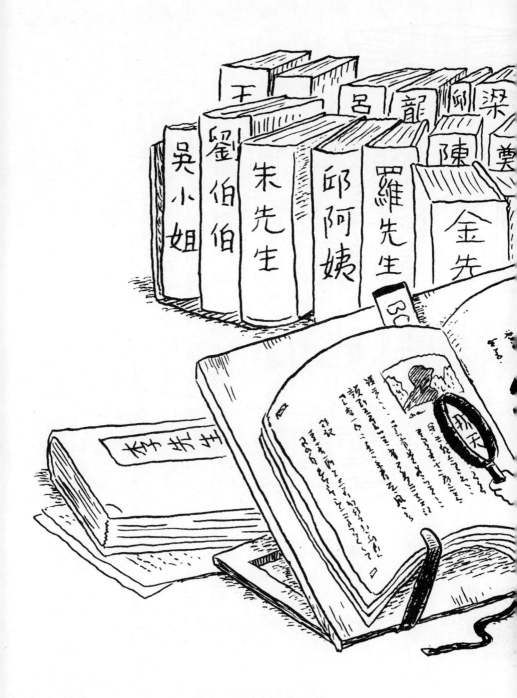

吳小姐
劉伯伯
朱先生
邱阿姨
羅先生
陳
梁
呂

復發的狀況，怎會發現原來問題出現在與腫瘤相關的其他地方、又如何能為病患解決問題呢？每個病人都像是一本書，醫生要細心詳覽研讀。

再者，對於每一位病患而言，醫生的態度與話語不僅對他／她的病情有重要的影響，連帶對患者的心理也會起很大的作用。載舟覆舟，不過一分念頭、幾分溫度而已。

齊醫師又來謝我，他說自從母親來這裡治療後，家裡的氣氛又回復從前的和樂。

我心裡想，若是每位醫生都能將眼前的病人當成自己的家人看待，傾聽需求，稍稍轉個方向，其實就能幫患者找出一條願意向前走的活路。

同理病人，時時重新檢視治療的方式

桌上是九十歲的琳達阿姨從洛杉磯寄來的明信片，說下個月回台灣再來看看我。這是她這些年回台灣的重要行程之一。

琳達阿姨其實跟我非親非故，是我大學時期一位同學轉介、住在他洛杉磯家隔壁的美國華僑。移民大半輩子，一位笑聲爽朗、滿頭銀髮的老太太。

十幾年前，琳達阿姨得了第二期子宮頸癌，在美國接受治療。過了幾年開始感到腰痠，醫生判定是復發，通知她需要開刀。

「美國醫生就是這樣，說開刀就開刀的，我就是不願意。Peter說他有一位很厲害的同學是中部有名的腫瘤科醫師——就是蘇醫師，叫我回台灣後一定要來看看你！」

七、八年前第一次到我門診的琳達阿姨這麼說。陪同前來的是她從前同住眷村的好友彭媽媽。

「醫生，您別看琳達在美國住那麼久，遇到這種開刀的事情，思想還是很保守的。」

「才不是這樣呢！」琳達阿姨反駁，「我不是怕開刀。你看，現在兒子女兒哪個不都在忙工作？開個刀之後要照顧什麼的，唉呀，這可多麻煩！」

「就跟你說回台灣來開刀，我來看顧啊！要不找個看護也行，不就這樣嗎？」

兩位阿姨你一言我一語的，還未待我開口，她們就把診間喧騰得熱熱鬧鬧。

趁空檔我看了她的病歷，子宮頸癌術後腹腔淋巴腺轉移，開刀或許能改善症狀，但對於一個七十多歲的阿姨來說，真也是折騰。

趁彭媽媽離開的時候，我問，「那您自己的想法如何？對開刀這件事很抗拒是嗎？」

琳達阿姨說，「唉呀！那美國醫生跟我說，不想死的話就開刀，你看我這年紀，不過就早死晚死而已。現在除了腰痠以外，也沒什麼不舒服，我看乾脆別開好了。」接著又說，「開完刀的護理……還要麻煩孩子，你也是知道，現在孩子都各自有家庭的。我是想趁還跑得動的時候，多回台灣幾次，順便過來看一下 Peter 同學，也不是尋什麼奇蹟……」

沉默片刻，她感覺我好像看穿她什麼，趕緊咧嘴笑了一下說，「我不用開刀啦！反正身體都已經老化了，用不到的，就交給上帝去安排了。」

眼前坐著的是想念家鄉又怕麻煩孩子的母親，也是一位無助、害怕，唯恐一開刀就活不了的老太太。

我請她放心，要她趁回台灣的空檔安排時間過來做一下檢查。

其實以她的狀況，看來是可以不用開刀，只需做局部放射治療就可以控制住病情轉移的擴散程度與速度，在臨床上稱之為「單一轉移」。

在接下來的幾個星期裡，她也很配合地按照計畫前來做治療。就這樣，琳達阿姨真如她口中所說「奇蹟似的治療」般，病情逐漸控制、身體也漸漸好起來。

「How amazing!」我同學來找我的時候，模仿著回去美國對左鄰右舍親朋好友敘述這段治療時，琳達阿姨的口吻及表情。「她簡直把你當神了！」同學笑著說。

我忍不住也跟著笑，一邊阻止他誇張的模仿，「別這樣！**我只是試著在她被告知的唯一選項之外，為她找到其他的可能，就是臨床上的替代方案。**」

古今中外其實都一樣，強調正確的決策跟治療是重要的，但也別忽略所有癌症醫療手段沒有所謂的絕對，要有柔軟的心，時時重新檢視。

醫生常常因為經驗累積久了，反倒忘了仍需保有彈性，忽略了病患的意願或者隱藏在深處不說出的顧慮。醫生應該設身處地為患者尋求替代方案。有些醫生會堅持「既然已經建議你做○○治療了，你就要配合著做才會好！」會將病患轉介到其他專科別、或虛心請教不同專科醫師意見的醫者少之又少，這該說是行醫者的自負或者固執？

讓患者求生，彷彿就是擲骰子般，看輪盤指針最後轉到的是機會或是命運。

我拾起明信片，飛揚的字跡寫著：「蘇醫師，謝謝您！今天剛好是第八年。我很感激您，也珍惜我的每一天。」

明信片裡的風景無限延展，莫忘初衷，我希望所有曾經宣讀誓詞的醫者們，都別成為被框架限制住的那一片藍天。

只要病人願意，醫生就不會放棄

從診間外走進來時，我就注意到她了。

身穿深藍色衣裙的女子將自己塞坐在靠飲水機的角落，口中彷彿背誦著什麼似的，嘴角與她下垂的衣角微微顫動。

這是古老師，乙狀結腸腺癌三期C。二〇一〇年因為腹痛檢查，發現指數又升高，醫生建議她換藥再度開始化療。她不肯。輾轉打聽到我服務的醫院，來到我的門診。

我瞄了一眼放在桌上的資料，血壓兩百多，一進診間我還沒開口，她就開始掉眼淚。

等她稍稍平復後，我用輕鬆的口吻說，「好一點了嗎？哇！妳這血壓這麼高，有沒有去看一下心臟科？」

她冷回，「沒有！」我正要開口，她繼續說，「在家血壓正常。」

我看出她在壓抑自己的情緒，非常緊張，雙手不停交疊抽握著，彷彿不這樣做，下一秒就會因顫抖過度，高聲尖叫出來。

她非常恐懼進醫院、看醫生。

「我先幫妳安排，做個正子檢查好了。」我說，「如果擔心，可以請家人陪妳一起來。」

「不用！」又是一句簡短的回答，這次整個人向前蜷起隨著肩膀前後搖晃著。

「在我這，妳可以放輕鬆一點，沒關係的！」我能理解她十分焦慮。

她沒有回答。

做正子攝影後，發現在她肺部出現了一個亮點，腫瘤已經轉移到縱隔腔淋巴腺。既然出現遠端轉移，基本上已屬於不可治癒的狀態。

再次見面時，她依然是身形顫抖，緊張得要哭出來的樣子。

用影像向她解釋病情後，告訴她還是得做一下治療，這樣才有機會。

「我不要吃藥、不要做化療！」她突然激動叫出聲，話才說完表情一變，然後大哭了起來。

我們被她突如其來的舉動嚇了一跳，助理趕緊上前遞衛生紙給她。哭完之後，她倏地又站起來，轉身就朝門口走了出去。

我看她坐在門外候診室的椅子上，也就沒讓助理上前喊她。我想她需要一點時間。

果真，在下個病患進來之前，她又走了進來，坐在我面前。看來心情恢復許多。

「對不起！」她沒抬眼，低著頭像被叫到訓導處的倔強學生。

雖然還是淡淡的口吻，但我知道她好一點了。

我開玩笑地責怪她，「嘿！我都還沒跟你說可以用別的方式治療看看，妳就跑走！」

「別的……方式？」她終於正眼看著我，但這次臉上有了溫度。

「倘若化療讓妳這麼抗拒，再繼續下去，想必妳心理也承受不了。」

我告訴她在第一次診療後已經為她評估過，可以做放射治療來控制，也會有好的效果。

她又哭了，只是這次她終於說出真心話，「醫生，其實我一直好怕……」

一直以來她非到不得以的狀況，才願意進醫院。

她說，因為之前化療的經驗太痛苦，她克服不了那個心理障礙。每每到醫院做檢查，都像是到法院或地獄聽宣告或審判一樣。這種心情煎熬難耐，覺得自己都快要精神崩潰一樣，先生也因為她的神經質，兩人經常爭吵，最後選擇離開。

「當妳願意進來，就是還想要看看自己有沒有機會變好，對嗎？」

她點點頭。

「妳都願意給自己機會了，那我還有什麼理由不努力幫妳找機會呢？」

她流淚好一陣過後，問我，「接下來要做什麼治療？」

我為她安排了適合她身體狀況的局部放射治療計畫，把從頭到尾的期程、治療中的反應以及治療後的狀況等詳細向她說明一遍，解釋完她不懂的字彙後，問她是否還有任何疑慮？她說，從來沒見過一個醫生解釋病況跟治療計畫能說得這麼清楚。

經過治療之後，古老師整個人精神多了。一開始不安的舉止，現在看起來從容許多。

原本應該是三個月要回來追蹤的，過了幾次，她問我是不是可以半年再回來。我看了她狀況，告訴她可以半年回來一次就好。二〇一二年她又來找過我一次，是胸部轉移，依舊不願意化療，我又為她安排了一次放射治療。

從治療到現在將近八年，古老師偶爾從中興新村來台中還是會來看我一下，不過就是很簡短打個招呼，表示「我還好好的」，就離開。到醫院量血壓，還是超過兩百。她依舊害怕醫院，但她說不怕我。

我覺得這是件很好的事情。**「只要你願意，我就不會放棄！」**

【理論】

心與心的對話

在臨床醫學上，醫療工作者與病患的交流，應是「心與心的對話」。醫生真心對待病人與家屬，他們一定能有所感受。而這個前提是必須要有正確的診斷。有正確的診斷，才能有正確的治療，治療的成效才能被期待。診斷若是錯誤，治療的方向就會跟著錯，治療計畫就會全盤皆錯，這樣病患如何求得治癒的機會？醫生應該小心謹慎，為病患求得解方；不可以在資訊不對稱的情況下利用知識的落差危言聳聽，更不能將醫療當做生意只考量商業模式與利益，這樣是不道德的。所有的醫生都不該違背「醫師誓詞」，不然就辜負上天賦予我們的責任。不論治療過程結果如何，一定要幫患者追求尊嚴與圓滿。

【決策】

患者與家屬必須了解什麼是正確的診斷。

下定決策，執行治療後，要監測是否為有效的治療。

診斷內容包含細胞型態、癌症期別及檢查是否完整。每個病人依年齡、身體狀況及癌症期別，再參考實證醫學所認定最有效的治療方式訂定治療計畫。期別判斷的目的是治療方式選擇的參考及預測預後的關鍵。要價昂貴的自費醫療未必是最有效的治療，應該依據原則，選定最有效的治療方式，才能得到最好的治療結果。

在治療計畫執行中，必須儘早了解正在進行中的治療方式是否有效，這樣才能決定是否依原計畫持續治療或應該更改治療計畫。因為**無效的治療，剩下的只是副作用**，病人受苦、家屬受累，毫無意義。

第11章

是領悟也是緣分
癌症治療的過程

醫生對疾病治療的體會與領悟很重要。每位醫生都像是一位藝術家，天分與領悟各自不同，專長也不同。在我的門診，很多康復了定期回來追蹤的病人跟我說：「醫生，你真的很厲害，跟我同時罹病的鄰居，他特地跑去醫學中心治療，但是去還沒很久，他就走了……我真的感謝你！」

很多人都有迷思，認為在大廟裡才找得到好和尚，這是對的嗎？除非是需要特殊的設備，醫生對疾病治療的領會體悟與用心更重要。醫生與病人之間，也是一種特別的緣分。

心對心的醫病關係

護理師喊著下一位病患的名字，一位年輕男士半側身扶著年紀七十五歲的老爸爸進診間。

我抬頭看見那雙炯炯有神的眼睛，忍不住啊了一聲。

患者無數，光看名字我想不起是哪位。但是我記得他，靠在牆角哭泣的少年。

那時候他才國小將畢業的年紀，瘦小的肩頭微顫，陪著爸爸一起聽診斷。

我問他叫什麼名字。他抬頭，帶著隱隱淚光閃爍的眼睛回答，「興傑。」

爸爸補充說，「高興的興，傑出的傑。」他撫著孩子的頭嘆了一口氣，自嘲地接著說，「可別讓我這事成了他的心結才好！」

我就記住他的名字了。

賴先生是位單親爸爸，父子兩人感情很好，興傑下課後就會到爸爸的補習班去幫忙。

課堂上需要不停大聲講課的賴先生，有天發現聲音沙啞，稍稍放高聲量說話時就持續咳嗽，不可收拾。去了耳鼻喉科檢查才發現竟然是喉癌。

原本他不敢告訴兒子，但左思右想，孩子才十來歲。他決心好好治療，他想至少得撐到孩子獨立！但扳指算了算，那可還要好幾年啊。

他知道自己沒有倒下去的本錢，忍住難過的情緒，開始四處打聽良醫妙方，最後來到我這邊。

「人家都說大廟才遇得到好的和尚，但比起醫院，我更相信醫生。我聽過好多關於您治癒病人的事情，我相信您一定可以幫我。」第一次見面時，賴先生帶著很堅毅的眼神慎重鞠躬，彷彿也在告訴我，「我還有孩子，千萬拜託了！」一旁的興傑也跟著爸爸，緊閉著眼睛低下頭來。

那時候我還在台北的醫院當主治醫師，有多少年了？我依舊記得這孩子當時青澀的面容。

「蘇醫師，您還記得我們嗎？」眼前年輕的賴先生笑起來，我說，「賴～興～傑～，對嗎？」

父子倆張開嘴非常驚訝，瞠目相視後都笑了起來。「連我的名字都還記得，您的記憶力到底有多好啊！」興傑不可思議地搖頭笑著。

我還記得那時候他不說話，每次都靜靜地坐在治療室的門口等爸爸。那陣子經常在我要離開醫院時，看他還在走廊燈光暗處，獨自抹眼淚。有時我會走過去、坐在他的身旁，告訴他爸爸目前治療的效果跟狀況，接下來會有什麼樣的治療，以及治療期間可能的反應。我用極為淺顯易懂的方式告訴這個孩子，要他別擔心。他總默默聽著。

幸而賴先生來找我的時候為期尚早，也非常配合治療。過了半年，他的症狀消失，腫瘤也都消除不見。那陣子興傑一下課就陪爸爸來，細心地照顧父親。

經過了一年半左右的定期追蹤，賴先生說自己身體狀況恢復了，決定要帶著孩子回去屏東老家，至少在那邊有家人互相照應，也可以讓興傑專心唸書。

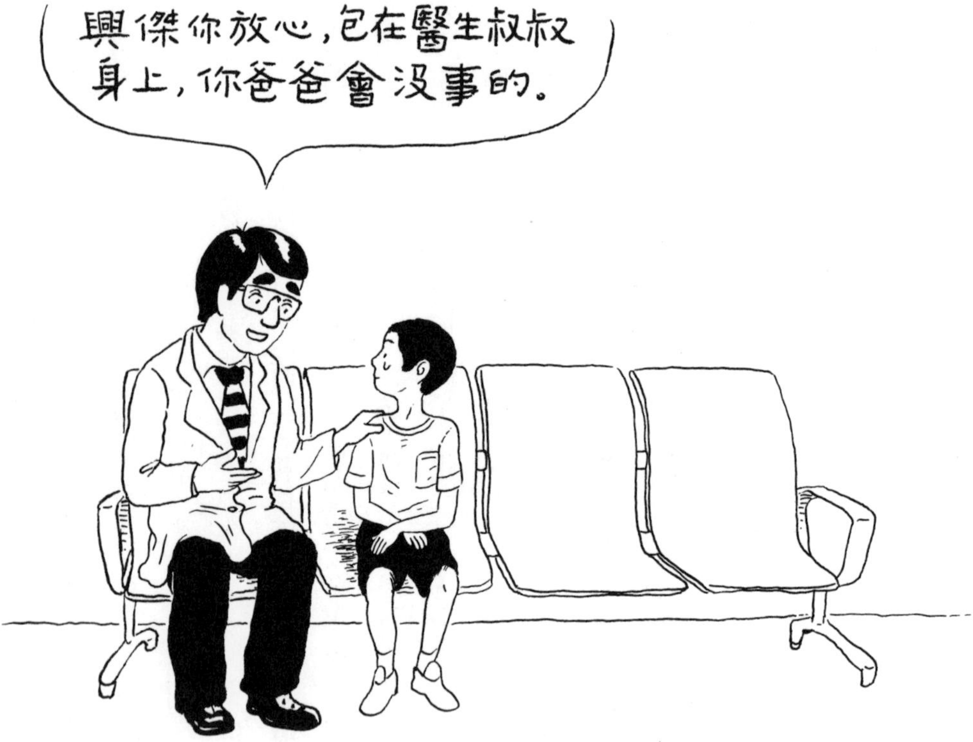
興傑你放心，包在醫生叔叔身上，你爸爸會沒事的。

我讓他拿著我的名片，在名片背後寫著「拜託了！」三個字，告訴他若來台北路途遙遠，回南部後可以直接找我的學弟，並祝福他們一切順利。沒想到一轉眼，就過了二十五年。

這次再見面，是因為他得了下咽癌。

「爸爸告訴我，一定得來台中找您。」興傑看了爸爸一眼這麼說。

「人生能得到第二個癌症機會不多，事隔這麼多年還能醫病相見，實在不易。」賴先生說，「我只能說，人生所以美好，是因為有無限的可能吧！」賴先生從左胸前口袋，拿出那張泛黃的名片。那是我當年給他的。

看到這張名片，我非常感動。

他說得對，在我所見的醫療現場，經常都是瞬間的轉眼離別，但是我在這裡一直努力讓它綿延成絹長的人間情分。罹癌這麼多年後還能再相見，就像是老友重逢一樣，人生之所以美好，正是因為我們讓它有了無限可能。

我告訴他現在的醫療更加進步了，上次沒問題，這次一定也不用太擔心。由於他年紀大，身體狀況不是很好不宜開刀，我幫他做了兩個月的治療後，就一直在我這邊持續追蹤著。

為了治療及追蹤，興傑也申請轉調，舉家搬到台中，現在擔任某企業的副理，是個前途有為的青年。

前一陣子，賴先生因為感冒，咳著咳著變成肺炎。媳婦為他叫救護車，他說他不要去附近的醫院，一定要來仁愛醫院的急診。

這次他住到呼吸中心，興傑隔天來找我，希望我能幫他父親或給些什麼建議。

我到呼吸中心看他。我們都算是老朋友了，我和他都知道這次可能是個難關，但他願意來我這裡。

他知道我去，睜開眼看著我，他想說謝謝卻無法說出口，但他知道、我知道，我懂。

我輕拍他說，「加油！」

他點了點頭。

興傑靠在門口流淚，但不用擔心，這一次，他已經不再是當年孤單的少年了。

現在就要把病狀控制好

人間最怕離別難。

隨著護理師帶上門後，診間只剩下我跟麗潔的先生。

「她不願意，不願意說出口，以為就可以避開。忍了很久，但還是隱藏不住，我伸手碰了她的肩膀，她就哭了。」他沮喪地嘆著氣。

麗潔是十幾年前子宮內膜癌三期的患者。和先生兩人各自離婚後在某個場合認識，相見恨晚，中年再婚，雙方孩子都已就學就業。新生活才開始不久，便發現她得了癌症。在北部的醫療中心開完刀回台中之後，來我這裡做追蹤。

那一次的影像中，我發現她骨盆腔淋巴腺腫大，心裡暗想她上一次的手術一定開得不完整，這般日後必定出現嚴重問題，於是建議她再去開一次刀、切片檢查。

開完刀的病理報告果真跟我判斷的一樣，醫院只幫她做了簡易的子宮摘除，裡面的淋巴完全沒有清理。這是很關鍵的事！如果只為她做術後治療而對淋巴置之不理，或沒有安排進行清理加放射治療，治療結果一定是失敗的。

麗潔原本就是神經細膩的女性，對於這樣的結果非常驚訝，雖然沒說出口，但從神情中看得出這件事情對她的衝擊。我安慰她，不用擔心，至少我們有發現！發現了、處置了，然後好好治療，這是好事。

後來經過了幾週的放射線治療及先生細心照護，她好像才對根植在心中「醫療中心竟然會發生錯誤！」這件事漸漸釋懷。

就這樣過了六、七年，年度定期持續追蹤，術後狀況也都還不錯。只是沒想到，她又得了乳癌，只是這次她隱瞞大家拖延治療。

一般來說，子宮內膜癌我們只追蹤下半身，加上後期追蹤時，她常以忙碌為由，每次都希望快點結束檢查，聽診後匆匆離開，沒能多談到幾句話。直到某天被先生發現她獨自躲在浴室裡偷偷擦藥，才發現不對勁，硬是帶著她來找我。

我安排她先去外科做檢查，做了切片與正子斷層掃描，檢查結果已經是第三期乳癌。以她的狀況來說，正常的處置方式是做完化療後做手術切除，切除後再做放射治療，但麗潔做完化療之後，說她不要手術。非常堅決。

麗潔的先生耐心地勸了又勸，但她不肯就是不肯。

「她心裡有陰影。」麗潔的先生說，「怎麼辦？我該怎麼辦呢？」

看得出兩人感情非常好，先生一向溫柔對待太太，盡心盡力。但太太就是很怕、無法克服，每每勸說到最後兩人相對無語，默默流淚整晚。

「那我們就用不開刀的方式，試著治好吧！」我看著他一個大男人十分憂心、站在面前，心中開始計畫著替代方案。

「那是什麼方式？」麗潔先生問。

「是當病人堅持不接受某種治療方式的時候，就要啟動的替代方案喔。」我用輕鬆的口吻對他說。

為了讓他們安心，我說了之前一位患者的故事。

那是一個六十多歲的阿姨，也是乳癌，起初的治療方式是先化療後再做放射治療，結束後就一直在口服荷爾蒙控制。但她沒回來定期追蹤，於是腫瘤在前胸壁復發，侵犯到前胸軟組織後又轉移到右側的腋下淋巴腺。這算蠻嚴重的狀況了，轉移得有點遠。

所幸她的腫瘤還可以處理，理論上來說只需要先用放射治療讓它變小，之後再去開刀即可加以妥善處置。經過了五個星期也確實達到了腫瘤縮小的目的，然而在安排她去開刀時，跟麗潔一樣，這位阿姨不願意開刀。

問她怎麼了？她說，反正小孩大了、也有孫子，活夠了。

又是一個害怕開刀的患者。

阿姨說，誰也不能強迫她。

「那後來呢？」麗潔先生問。

「後來我就換成用放射治療加口服化療來處置。」

因為她拒絕手術，甚至第二次化療都不願意，最後我以適合的放療與口服化療為她治療。雖然口服化療藥物原應該是放在整個治療完畢後，做為預防轉移才使用，且臨床上口服化療比施打的化療效果差，但我還是為患者尋找可治癒的替代方案。

癌症治癒這件事情，應該是說治療完成追蹤一年半以上，若沒有狀況，差不多就好了。是的，到現在她也再沒有任何問題，腫瘤消失了，都沒事。

「即便是相同的腫瘤，在每個人身上的表現方式也會不盡相同。試想，當年治癒到現在少說也有十五年了，就算真要復發，她屆時也已九十三歲。很多癌病患者最後走了，不一定是因為腫瘤而走，有的可能是因為年紀大的自然衰亡，也可能是來自一個突然的感冒招致的肺炎。而我們當下要做的事情是，現在！現在就把這病狀控制好。」我說。

「我另外一位患者在他有生之年中得了六個癌症，最後離開時卻不是因為癌症，而是中風。」我看著麗潔，她的表情變得複雜。

「如果當我們遇到難關的時候就卡住，怎還有機會去知道，未來有的會是十五年或五十年呢？」我柔聲堅定地告訴她。

麗潔情緒一擁而上，哭了起來。

「我太害怕了！」說著便愈發不可收拾。

「愈幸福愈是害怕自己會死啊！」她止不住淚水，情緒幾乎潰堤。先生原本站在她身後看著，一聽見這句話，也哭了，趕緊上前環抱住她的肩膀，輕聲說沒事、沒事的。

我用化療與放射治療做為替代方案，治療的順序及內容當然也是設計為在不開刀狀況下能達到最好效果的治療安排。就如同我提過的，這是醫者對癌病的領悟。

治療後麗潔的腫瘤得到完全緩解，離開前感謝又感謝。相信他倆再也沒有默默流淚的夜晚。

珍惜診間相遇的每個緣分

室內流動平穩的空氣，腫瘤科患者學員們跟著瑜伽老師一、二、三、四的節奏，紓緩伸展。入口處，一個高䠷身影靠著門框，面容柔和望著教室裡面的是露西．簡。

露西的先生傑恩是我和太太的舊識，他倆結婚後育有一對可愛的龍鳳胎。由於露西全家早年移民加拿大，思量孩子的教育問題後，夫妻共同決定先由露西帶著孩子回加國上學，傑恩因工作的關係，多半的時間都留在台北。

五、六年前，有次傑恩在書店看到我的前一本著作《從來不放棄：關於癌症，腫瘤科醫師給你的真心建議》（寶瓶出版），讀畢又驚訝又激動，打電話過來剛好是內人接的，聊了一陣子後，他突然問是否能帶太太來讓我看一下。問他狀況如何，他也說不上來，只說好像身體狀況不太好。

我說，「就來吧！做個檢查比較安心。」

預先掛號之後，過了大約三個星期，傑恩帶著太太來到醫院。

來找我的時候，發現她一次得了兩個癌症——子宮內膜癌以及乳癌，而且已經拖了一段時間，腫瘤都長得很大。

問她怎麼沒有去看醫生呢？

「因為忙，以為不是什麼大病，沒想到會這麼嚴重。」她有點慌，又小聲地說，「媽媽沒有生病的權力。」

我趕緊安排了一連串的檢查及治療，期間內人也擔心地來問我，一次上下兩個癌症，又拖了這麼久，手術成功率高嗎？當時我告訴她，不能太過樂觀。對此，內人也憂心忡忡，第一是因為跟傑恩的好交情，第二是露西遠道而來不為別的就因為信任，更何況還有兩個孩子在遙遠的地方等著媽媽回家。

當時情況較為急迫，我趕緊聯絡外科醫師，準備開刀。

開子宮內膜癌跟開乳癌的外科醫師不同，我安排了兩位醫生，把握時間上半身麻醉做乳癌手術，開完刀後換下半身的麻醉，由另一位外科醫師進來開子宮內膜癌，兩個手術在同一天內完成，大概花了三個小時的時間先將腫瘤切除。

接下來又是一場挑戰。乳癌必須做化療，子宮內膜癌也必須做化療，在藥物的選擇與順序安排之外，還要加上術後的放射治療與其他的輔助治療。

一場一場下來，我靠著多年的經驗與對處置的細心與直覺，半年後，露西的腫瘤已經完全被控制住，剩下追蹤，準備可以回加拿大了。

經過這六個月醫院往返，夫妻倆說，他們像是不小心踏進了夢的世界，從來沒有這麼驚險過。醒來後，一切雲淡風輕，彷彿那些事從來不曾發生過。

在這半年間，露西多次看見醫院每週三下午為腫瘤科病人開設的瑜伽課，她沒參與，但總是靜靜地看著跟她一樣乳癌或子宮內膜癌的媽媽們在裡面認真上課、努力跟上老師的動作與姿態。

離開台灣前，她捐了一筆很大的款項給這個免費的瑜伽課，「瑜伽老師的費用就全部由我來付，讓更多的病友都可以免費參加，好好愛護自己的身體，舒展心靈。」

她望著教室的玻璃窗說，「只要我在，課程費用都算我的。這是我給得起這些無暇照顧自己而生病的媽媽們的溫柔。」

在人生最不好的路程轉彎處，癌病患者在這裡與我相遇，我有義務在這樣的時刻，為他們做最好的安排，用我會的工具、技術、我的專業，來幫助他們。

醫療之前人人平等

在中部，我們的醫院並不是最大的，但患者選擇前來，能在診間遇見，也是一種緣分。我很珍惜我遇到的患者，我有義務要盡力醫治他們。

有人問我，是不是很多人會透過關係來找我治療？這樣可能會得到更好的照顧。

不諱言這麼久的醫職生涯中，的確曾遇到一些想用特權或利益來換求治療優先的患者或家屬。

但從我不收紅包這件事情應該就可以知道，我拒絕這一套。想用關係來的人，我也一律照著順序來，人家說法律之前人人平等，我是本著醫療之前人人平等。

有人說是醫生的胸懷，但我更願意說這是人與人之間的緣分。

我太太說，她經常會在很多場合被感謝，被握著手說那個誰誰誰讓您的先生治好了，您先生真的是一位很好的醫生！有時候是透過傳話，有時候來道謝的人她也不認識。太太說她有時被道謝得很不好意思，只得說好好好，我會轉達，沒事啦，就是醫生盡該盡的責任這樣而已。

這就是我們的態度。

有趣的是，有病人不清楚我的堅定，一直邀我，邀了十多次了，因為我一直婉拒，他就透過別的醫生來邀我吃飯。

我最常拿出來回絕讓他們打消念頭的方法，就是告訴他們下面這個故事。

二十四年前，我曾經有個病人罹患大腸癌。他說，你這個醫生真的是太好了！在剛開始來看診的時候就堅持一定要請我吃飯。因為他一直邀約，非常熱情，請我去當時最高級的台中大飯店吃飯，順便唱個歌。吃完飯，隔兩個月他就被發現轉移，後來走了。那時候沒有什麼新的藥物，跟現在狀況不同。現在藥物多了很多，也有標靶藥物。

「自從二十四年前發生過這樣的事情，我發現，請我吃飯，對你沒有什麼好處……」講完這故事後我會帶上這一句，通常都很見效。

「你千萬不要請我吃飯。朋友請我吃飯可以，但是病人不行。」

我想起曾有個病人，要走了還把兒子叫到跟前說：分財產的時候，記得要分一份給蘇醫師！這件事讓我覺得感動卻又哭笑不得。

不收紅包，也不必請吃飯。對我來說，相遇就是跟病人之間的緣分，命運惟所遇，我很珍惜！

為病人做的醫療服務是我該做的事，所以也不必特意來謝我。我是這麼想的。

我相信每位醫生都應本著以病人權利為優先的態度，用同理心讓病人得到最好的醫療。**醫療是良心的事業！站在病人的立場想，幫助了他，豐富了他的生命，同時也豐富了自己的。**

【理論】

醫療現場面對不同的病人、不同的病況，為病人安排適當的醫療計畫，有時也會同時或分段使用多種治療工具。這些治療方式與工具的選擇安排有時不同，端看主治醫師的經驗與對這個疾病的體悟。

治療方式，有標準做法，有時也會有相對標準外的做法。

比方說患者因為宗教或其他因素拒絕接受傳統的標準治療方法時，醫生該如何對應？面對一樣的癌病，對於不同年齡患者的治療方式又該如何？**治療計畫的安排**也是一樣的道理。治療中，很多醫生在治療計畫訂定後，就持續等到療程結束再看結果，也有一些醫生會在治療過程中時時檢視。

再則，治療中還需考量某些藥物到了一定時間後效果會減弱或消失。當藥物一旦失效，抗藥性的細胞就很容易跑出來，所以**換藥時機**、**換藥的選擇**都是需要謹慎考慮的。

另外，要注意的還有**治療工具的使用與順序**。我一直強調善用工具是很重要的事情。醫生不能把自己會的工具，拿來作為唯一為病人做的醫療手段。真非要開刀的狀況，就不該只做化療；該併用標靶治療或放射治療的時候，就不該一直用開刀來處置。有些患者單一個病症便開了好幾次刀。開那麼多次刀，除了顯得這醫生是否訓練不足或思考不周全外，豈不害苦了病人跟家屬，這是非常不好的。

打個比方，大腸直腸癌，一般來說除了看腫瘤吃的深度外，還需同時注意到局部淋巴腺感染的狀況。在外科，大部分只以開刀來做處置，頂多再安排個化療或標靶治療，不會去做放射治療。但若是依我的治療方式，就會在開刀之外另做局部治療的安排，這些都需要考慮時間先後。使用多種治療工具時，哪個先？哪個後？先做化療還是做放療？化療用打的還是用吃的？是否再加上標靶藥物？光這三個選項就有很多種的排列組合。

又比方說乳癌。光是乳癌用的化療藥物就有十幾組，要選擇哪一組？雖然治療標準說目前比較有效的是哪幾組，但還要考慮病人的狀況，有些病人心臟有問題、肺不好，就要掌握哪些藥物不能使用。有些人年紀大了體力不好，不宜施打只能用口服的，而口服又有很多選擇，這林林總總都是需要謹慎安排的。

【決策】

諸如上述，所有醫療最後的決策也都是要憑藉醫生的經驗與對醫療的態度來決定。每位醫生對醫療的領悟與體會各自不同，哪個醫生對於這個病的體會與領悟比較多，哪個醫生會用動態思維，想方設法治療患者，一切都會深深影響治療的結果，若能找到適合自己的醫生，是患者之福，當然也是一種緣分。

癌症不是絕症，只是需要找到最好的方式去治療！當我們知道怎麼做可以做得更好一點的時候，那就這麼做吧！

第 12 章

腫瘤過後，我還是我
癌症治療的最高境界

行醫這麼多年，從最早的學習階段，接受師長的教誨，到後來每日與病人相處，傾聽病人心聲、醫療病人的疾苦；從中累積的經驗，讓我明白——每個病人都代表一個家庭，不管生病與否，即使罹癌，每位病人依然心繫家庭，和樂的家庭成員也都時時牽掛著病人的病況。醫療路上走過三十多年，我於焉領悟——癌症治療的最高境界是儘快讓病人「回到家庭、回到社會，回去過正常的生活」，最好是讓病人忘記自己曾是病人，忘卻自己曾經罹癌。

腫瘤過後，我還是原來的我，這是我行醫的目標、也是我的座右銘。看著治癒的病人們，我總是勉勵自己，腫瘤治療的醫療行為要以達到這個最高境界為依歸。

誤差極小化理論

提高治癒率的方法，就是減少醫療誤差的機會，將誤差極小化。目前癌症治療的趨勢就是既能保留器官功能又能治癒癌症。治療的過程中需要多專科的配合，如此才能達到最佳的結果，例如頭頸部腫瘤、乳房腫瘤、消化道腫瘤，而食道癌及直腸癌更常常用到這樣的治療方法。所以，**保留器官功能的治療計畫就變得非常重要**。如何才能達到這個目的？治療中的同步監測是影響治療結果的要素，治療做一段時間，通常是治療開始滿五週，就應該排一個影像檢查，例如電腦斷層或磁振造影，看看治療效果，檢查原發腫瘤有沒有變小、淋巴轉移的部位有沒有變好，如果答案是肯定的，就依原計畫繼續進行。如果答案是否定的，就要趕緊修正或更換治療計劃。如果癌症治療達不到原來的設定及預期，也可能因此犧牲了病人被治癒的機會。所以治療過程的監測必須精緻且細膩地被執行，術前的化療、放療成效如何，對治療結果很重要。以直腸癌為例，目前80%到90%的病人都不需要犧牲肛門、卻又可以維持良好的生活品質。

如前所述，正確的診斷、病理報告及影像報告非常重要，接下來是依據診斷訂定治療方法，也就是正確的決策。治療中的反應評估非常重要，在在影響著器官能否被保留。如果能夠保留就不要犧牲，萬一達不到效果，就必須進行下一步的手術計畫以維護生命。診斷、決策、治療監測，三大步驟精確實在地管理，執行誤差極小化。熟知腫瘤細胞的行為與路徑，預做防堵，才能讓腫瘤消失於無形，這才是王道。

腫瘤治療協奏曲

癌症治療的技術與方法日新月異，從診斷到治療，多數人都有一種迷思，認為最新、最貴的治療，一定是最有效的治療方式，或者以為只要選擇最昂貴的儀器、使用最新的醫療技術就一定有更好的治療結果。這是錯的！醫療科技為病人帶來希望，但每個人的病狀不盡相同，一樣的癌病發生在不同的人身上，一定會有不同的狀況呈現，新的技術及儀器是否能讓不同的病人都得到相同的治療效果？這可未必。

選擇什麼樣的治療方式、使用什麼樣的醫療工具，有賴於醫生的專業判斷。而每位醫生應想方設法為病人選擇一個最適合、最容易成功的治療方式——也就是「最適配」的方式來提高病人的治癒率。所以當你還在想著「花了很多錢的昂貴治療，是不是應該比不花錢的健保給付的治療效果好？」的時候，我建議你可以換個方式問自己：我會選擇一雙最新款、最昂貴卻不適合腳型的鞋子，或者我更願意穿上一雙最合適自己、可以讓自己的人生走得更遠、更好的鞋子呢？金履鞋的迷思，常常造成判斷的困擾。

是的，或許我們可以突破這個迷思，好好思考一下。

治療工具如此眾多，就醫生的專業面來說，**治療計畫的精實管理**就變得非常重要。這牽涉到的除了醫生專業的醫療技術，也包含了計畫的管理，一定要精準確實。

首先，醫生提供的治療方式，絕對不能是自己的突發奇想或想當然爾。為何採取這樣的治療方式？一定要有理由、有根據，而且一定要向患者說明，為什麼要為他選擇這樣的治療方式，是根據什麼理由為他選擇這樣的方式。這就是最基本的「知情同意」，也就是說病人必須要知道他將接受什麼樣的治療，而他願不願意接受並這麼做。

當一般人在自己脖子上摸著，怎麼好像腫了一小塊，如果化驗後確認這腫瘤有個名字叫「淋巴癌」，患者可能會很驚嚇，但是至少這個病有名字。淋巴癌有淋巴癌的處置方法，有方法，感覺上好像還可以有些期盼。最怕的是生了一個病，但這個病沒有名字，不知道該用什麼方法醫治。不知病名、醫療沒有依據，如同水中撈月，那就困難了。

「哇！連醫生都說不出這是什麼病了，那之後有辦法醫治嗎？」因為病人對接下來會發生什麼狀況都不知情、也沒有被說明，這種時候，病人的恐懼感就會油然而生。但是當醫生把治療計畫清楚告知患者時，狀況就不一樣了。

在診間裡，不會有患者比醫生看過更多的例子與結果。但是當患者知道：哦！原來這個治療從開始到結束，我將會遇到什麼樣的檢查、什麼樣的醫療工具，可能會有什麼樣的反應，比方說是「稍微」疼痛、或者「要有一點心理準備的」那種疼痛、疾病的治療過程中會面臨什麼樣的副作用、療程需要多久等等，這些是醫療單位應做好的治療前衛教。如此一來，病人可以先有心理上的準備，配合度也將大大提高。

再來，醫生在做治療計畫的時候，**實證醫學觀念**很重要。不能憑著個人感覺去做醫療，光憑感覺是很危險的！患者怎麼能安心將他的生命託付給「一種感覺」？所以醫生只能提供**有證實療效的治療計畫**給病人。

我經常說，癌症治療是我們在為患者搶時間的工作，要跟腫瘤的成長比速度。時間在彈指間流逝，病人的珍貴機會通常只有一次，生命攸關，醫者必須念茲在茲，用非常謹慎的態度來對待。

我們都知道，癌病是複雜的疾病，癌症治療更是一個非常艱難且漫長的過程，這不是簡單的事情，不能等閒視之。這個複雜的過程必須由醫生來整合，更要仰賴醫療團隊的配合來進行，這也是為什麼在臨床上需要開**多專科會議**，要綜合整理各相關科系醫生的意見。除此之外，還需要有護理團隊、營養、復健、安寧……等團隊的介入。

治療計畫的擬定應早在被確診後就成型，並在過程中時時監測、修正，而任何治療計畫的開端，別忘了，最重要的是需要有「正確的診斷」。

正確的診斷是很重要的，我一再強調，**沒有正確的診斷就不可能有正確的醫療**，不正確的情況下，所有醫病共同的努力都會付諸流水而空忙一場。最糟糕的情況是病人的治療機會可能因而喪失，這是我們最不願意看到的一個狀況。再則，當一個治療方式沒有效果，剩下的就只是副作用，而且會耽誤治療時機。無論如何，在臨床上的任何處置，都**應以病人的權益為最優先**，醫生要想盡辦法讓病人痊癒，要讓病人健康地回到家庭、回到社會，讓他回去過正常的生活，讓他忘記曾經罹癌，「**腫瘤過後，我還是原來的我**」，這才是癌症治療的最高境界！

除了醫院端，在治療過程裡，醫病之間的關係也很重要。**醫生與病人的交流是心與心的交流**，醫病合作是有溫度的。

醫生在一開始詳細說明了治療計畫，病人及家屬方面也應多嘗試了解病情。最常遇到的狀況就是醫生因忙碌沒有詳細告知，或者一開始就預設「講了病人也不會懂」的立場；而有些病人或家屬也可能會因為衝擊過大，或者是有著「醫生講的一定太深奧，我不可能聽懂」的想法，而不願意去多問、多了解，雙方之間有著一種不問不說的氛圍，到最後醫生覺得

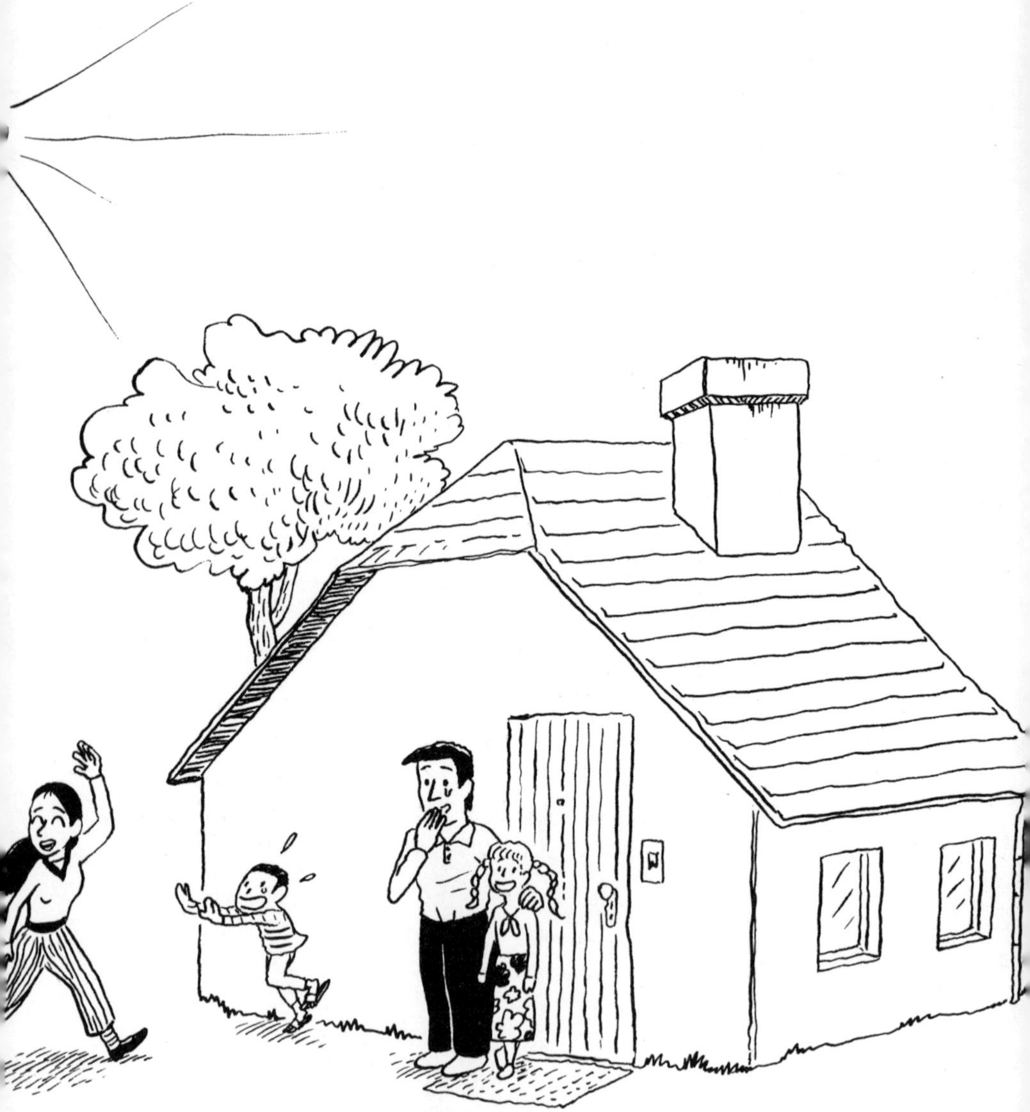

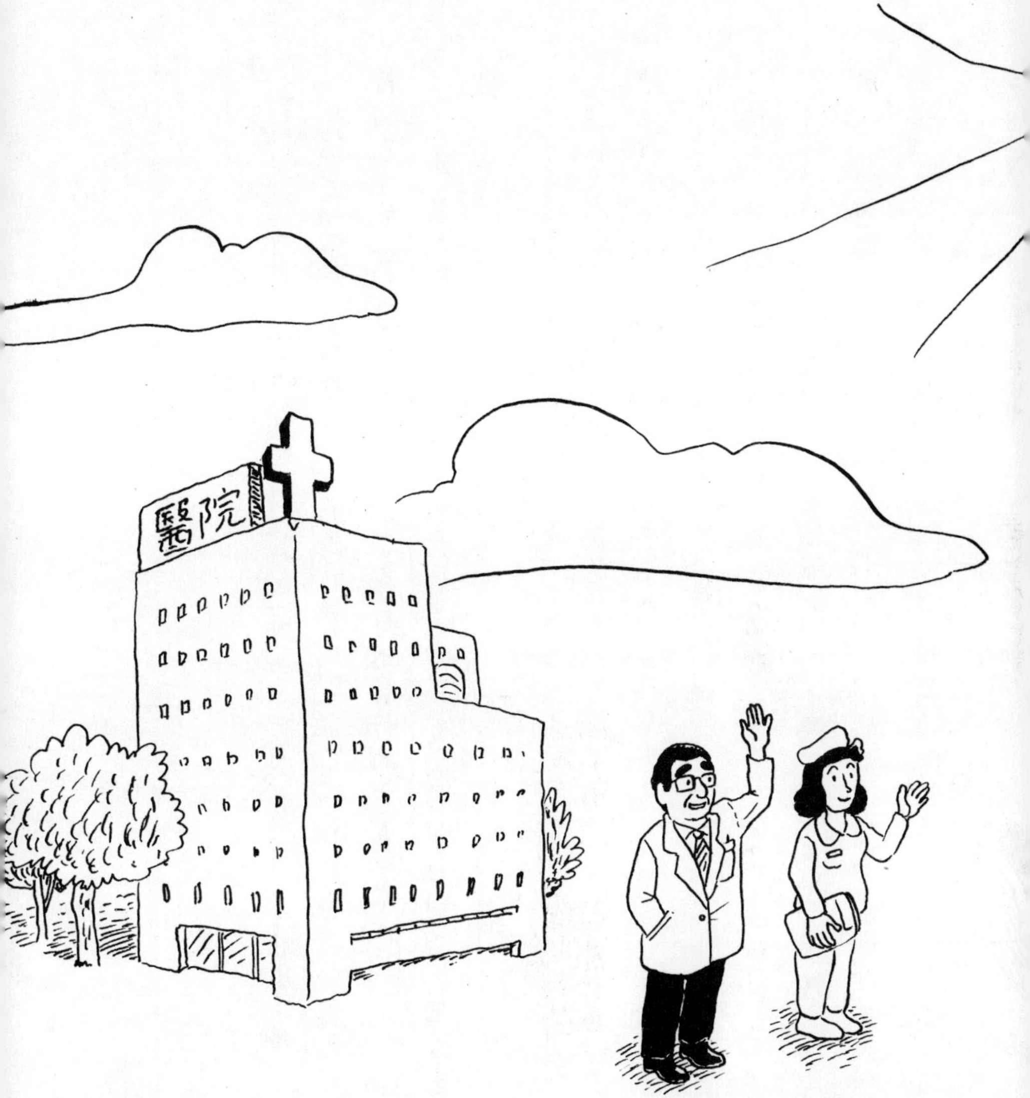
醫院

自己該做的都做了，病人也懵懵懂懂不知道自己究竟做了什麼樣的治療。

沒有溝通的誤會與不必要的醫糾經常由此產生。唯有**醫病合作，這樣病人才能得到最大的好處，也才能得到最好的治療結果**。

相信當家中有人罹癌時，包含病人本人以及家屬都是沒有心理準備的。

「有了癌症才開始學習了解自己身體跟疾病的關係」，或者「因為家人罹癌，才開始懂得應該如何面對處理」，這些是從很多病人與家屬口中聽見的心聲。

除了早期癌症，所有的治療都是漫長的過程。醫生安排的治療計畫要有邏輯、治療規劃要符合節奏，病人的照顧、營養、復健、陪伴以及心理支持都是缺一不可的。在這一段艱難的時期，家屬若能給予病人細心的照顧——將身體的病痛治療交給醫生的專業，用心靈支持與理解陪伴最親愛的家人，如此一來病人就能得到很好的治療結果，這是我行醫路上看到的不變的真理。人們常常問我癌病治療有沒有奇蹟，我的回答是「**家屬的耐心與愛心，就是奇蹟發生的根源**」。

網路發達的時代，資訊隨手可得。有些家屬在家人罹癌，慌亂之餘都會上網尋找資訊，但網路上的資訊全然是正確的嗎？網路上有很多真假難辨的偽知識，種種沒定論的消息一直翻覆來翻覆去，而且都是不同來源，眾說紛紜。今天我們面對的是醫療，試想一個沒有受過完整醫學訓練的人，光以自己拼湊支離破碎的資訊來判斷應該如何如何，這樣的情況豈不很危險？依我來看，網路上的訊息大多背離事實，**網路語言不需負責，完全沒有實證醫學的證據與根據**，這樣的情況對病人並不會有好處。經常有人拿這些沒有依據的疑問來質疑或想要介入治療方向，但請仔細思考，這樣的行為會不會干擾了治療的節奏？對病人會有好處嗎？

除了自己搜尋網路資訊，也很多人在束手無策時，轉求民俗療法或另類療法，這也是一種迷思。病人或親友基於關心，常常建議病人尋求另類療法，這種急切擔心的好意可以理解，但這不一定是正確的。

有個原則一定要記得：**另類療法不能拿來當成主要的癌症治療方式**，或許在很少的部分會有點輔助的功能，但是絕對不能拿來取代主要的治療方式。另外，有些不肖商人為了牟取利益，大肆購買廣告在電台、電視上不停放送，目標族群鎖定一些年紀大的長輩，尤其是癌症治療方面。我非常反對治療方式含有商業考量的成分，因為不正確的治療方式除了傷身、甚至有時候還會害命，這是非常不道德的事情。

生病，先去看醫生，做正確的診斷、依循正規的治療，這才是可以讓病痛離身的最佳方式。

目前醫療行政方面，在健保財務許可的狀況下，健保已逐步放寬新一代癌症治療方式的許可，雖然仍有些不足。

我認為最好的解套方式，應是讓**新一代藥物的品項從寬，而適應症從嚴**，這樣就可把有限的資源挪移到有需求的病人身上，除了解決醫療資源浪費之外，也可減少家庭的負擔，讓癌症不再是沒錢人生不起的病。

醫療進步，隨著平均壽命的增長，如何架構完整的癌症病患的醫療照顧，政府部門應深思，責無旁貸。

癌病種類林林種種，治療工具也百家爭鳴。如何善用治療工具以獲取最佳結果，看似雜亂無章，但若謹慎整理、思考，其實也還是有規則可循。醫生為病人想盡方法都不能保證一定會好，如果再加上漫無章法，那治癒機會豈不就更渺茫？所以，醫生應該幫病人理出頭緒，縱然山窮水盡，在轉彎處，做好決策，卻也有可能柳暗花明。

筆禿千管，墨磨萬碇，這也是為什麼我一再重複強調一定要有**正確的診斷**。有正確的診斷，就不會有模糊的空間，這其中包含標靶治療及免疫治療所需要的生物檢測。正確的期別判讀也很重要，期別用來決定治療的方式，所依據的是世界公認有實證醫學證據力的NCCN治療指引。

在治療的過程中，必須要能確定治療效果。治療方式一定要考慮到病人的身體狀況，當下列情況發生，就必須更改或修正治療方式：如果病人無法忍受治療所帶來的副作用，或者治療效果不佳，長出新的腫瘤或腫瘤變大了，就必須修正或更改治療計畫。

啟動治療計畫的五週內，就應聞嗅到治療的反應，來確定是否持續原方法治療。單以放射治療為例，五週就可以知道治療效果好不好。如果效果不好，這時候也是為病人更改治療方式的最佳時機。治療反應的敏感度非常重要！而治療計畫完成後的四到八週，應確定腫瘤是否完全緩解，也就是在臨床上是否完全找不到腫瘤的蹤跡。根據我的經驗，有些癌症在治療計畫完成後，還需提供荷爾蒙治療或口服化療等輔助性的治療。治療完成後，追蹤一段時間，如果沒有出現特殊異狀，那就表示癌病痊癒了。**切記，癌症不是絕症，癌症是可以痊癒的！**

患者為什麼要追蹤呢？是要看癌病是否有復發的跡象？或是有長出新的腫瘤？如果有，就要提供一個新的治療計畫，其中包含輔助性的醫療。

我一再強調，有很多癌症，器官都暴露在相同的環境中，像口腔癌、咽喉癌、食道癌，都是在相同的身體環境中；大腸癌與直腸癌也是如此。要幫患者把體內相同環境中的器官做全面性的檢查，要站在制高點，俯瞰檢視，洞察先機。一葉蔽目，不見泰山；**不要只是見樹不見林**，只看到眼前的那顆樹，而沒有意識到眼前那顆樹的後面竟是一整片的森林！

癌症治療的祕密是什麼？

其實就是如何提高癌症治癒率的方法。

醫者用心，不忘初衷，牢記使命，醫病合作，真心交流，一定能協助病人完成成功治癒最關鍵的那一哩路！

後記

祕密？什麼是癌症治療的祕密？

我個人成為癌症治療的專科醫師已逾三十多年，臨床所見，對於癌症治療的過程，從診斷到治療，累積了一些看法與想法，希望能夠提供給病人與大眾一些參考，建立一些正確的醫療觀念。

這本書，是我的第二本正式著作了，繼上回《從來不放棄——關於癌症，腫瘤科醫師給你的真心建議》出版後，許多認識我的人、患者與家屬都說希望我能再動筆，期盼能像上一本書一樣，將更多醫療知識用淺顯易懂的言語告訴大家。這些年，我也受邀到各處演講，在每次的熱烈掌聲後，收到不少聽眾來電來信，希望能留下簡報給他們再次溫習。

我將這些都放在心底了。

每日患者依舊絡繹不絕，而我屢屢思考：我該如何回報這些殷切的期盼？

我一直秉持著一個信念——醫療是我的天職，從醫是為了要幫助更多需要幫助的人。除了治療，若在觀念上、心靈上，能夠幫助到更多的人，以文字將這些醫療的正確觀念、態度以至祕密都呈現在大家的眼前，這不也是一種醫療的實踐嗎？

於是，我開始將講稿的精華片段、診療間發生過的感動一一筆記。

這一本書我還是沿用說故事的寫法，期望能提供給病人正確的知識，協助病人與家屬取得正確決策的參考之外，也希望能與醫生們切磋分享，讓病人得到最適切的癌症醫療照顧。書裡面一則又一則的故事，除了人名是化名之外，全部都是真實存在的生命故事，在隱蔽的烏雲中熠熠生輝。每篇故事的背後，是我多年的體會與領悟，每個故事也都隱藏著意義與真理，是一種面對癌症的態度。我帶著病人們親身經歷的種種情境，以故事鋪排成動人的樂譜，希望能為病人們解決癌症治療中生命面對的難題。

書裡談到的都是醫療的態度與觀念，章節的安排上，我刻意不以疾病的種類或治療的方式來編排，因為這一類的書，市面上已經很多了，醫療路上，我們需要的是正確的觀念邏輯而非一板一眼的教科書。況且，網際網路發達，什麼樣的資料，上網查，觸手可及；但是，我還是呼籲，在沒有完整的概念與訓練之下，千萬不要自行拼湊這些支離破碎的網路知識。我期望，這本書能夠藉著一個又一個真實的故事，讓讀者感覺到溫度、激盪出感動，也希望能協助建立正確的態度與觀念。

最後，我要謝謝我的太太，在忙碌的生活中總不忘提醒我要留下一些紀錄。我總告訴她，我很忙，沒有時間再寫書了；但她總是堅持——你有這麼多癌症治療的祕密，要留下紀錄給病人跟年輕醫生參考。她善良正直、不徇私，鼓勵我說出治療的祕密，幫我準備好筆墨紙硯，自願當我的書僮兼打字員，感動之餘我也只好從命。說故事，不難；我筆下一個又一個的故事，是我對癌症治療的整理與省思，也是對病人一份又一份的祝福，祝福病人得到好的治療結果，也祝福讀者們身體健康、順利平安！

健康人生 190

腫瘤地圖

作　　　者／蘇志中
責 任 編 輯／陳美宮
封面設計、內頁插畫／覃偉 Weimiddag

發　行　人／殷允芃
總　經　理／梁曉華
總　編　輯／林芝安
出　版　者／天下生活出版股份有限公司
地　　　址／台北市 104 南京東路二段 139 號 11 樓
讀 者 服 務／（02）2662-0332　　傳真／（02）2662-6048
劃 撥 帳 號／19239621 天下生活出版股份有限公司
法 律 顧 問／台英國際商務法律事務所・羅明通律師
總　經　銷／大和圖書有限公司　　電話／（02）8990-2588
出 版 日 期／2020 年 04 月第一版第一次印行
定　　　價／400 元

ISBN：978-986-98204-9-3（平裝）
書號：BHHH0190P

國家圖書館出版品預行編目（CIP）資料

腫瘤地圖／蘇志中作 . -- 第一版 . -- 臺北市：
天下生活，2020.04
288 面；14.8×21 公分 . --（健康人生；190）
ISBN 978-986-98204-9-3（平裝）

1. 腫瘤學

417.8　　109004185